Adeline Bernier

Grippe A(H1N1) et consommation d'antibiotiques en France

AF141899

Adeline Bernier

Grippe A(H1N1) et consommation d'antibiotiques en France

Evaluation de l'impact de la médiatisation associée à la grippe A(H1N1) sur la consommation d'antibiotiques en France

Éditions universitaires européennes

Impressum / Mentions légales

Bibliografische Information der Deutschen Nationalbibliothek: Die Deutsche Nationalbibliothek verzeichnet diese Publikation in der Deutschen Nationalbibliografie; detaillierte bibliografische Daten sind im Internet über http://dnb.d-nb.de abrufbar.

Information bibliographique publiée par la Deutsche Nationalbibliothek: La Deutsche Nationalbibliothek inscrit cette publication à la Deutsche Nationalbibliografie; des données bibliographiques détaillées sont disponibles sur internet à l'adresse http://dnb.d-nb.de.

Coverbild / Photo de couverture: www.ingimage.com

Verlag / Editeur:
Éditions universitaires européennes
ist ein Imprint der / est une marque déposée de
OmniScriptum GmbH & Co. KG
Heinrich-Böcking-Str. 6-8, 66121 Saarbrücken, Deutschland / Allemagne
Email: info@editions-ue.com

Herstellung: siehe letzte Seite /
Impression: voir la dernière page
ISBN: 978-3-8417-3745-8

Remerciements

Je tiens à remercier ici l'ensemble des personnes qui m'ont permis de faire ce stage au sein de l'unité de recherche Pharmaco-Epidémiologie et Maladies Infectieuses (Institut Pasteur/UVSQ EA 4499/Inserm U657). Ce stage a été effectué dans le cadre du Mastère spécialisé de santé publique de l'Ecole Pasteur-Cnam, année 2010/2011.

Je souhaite remercier :

> Laurence Watier pour son encadrement, ses précieux conseils et son enthousiasme ;

> Didier Guillemot pour m'avoir accueillie au sein de l'unité et m'avoir accompagnée tout au long de ce stage ;

> Tous les membres du Département d'Information Médicale de l'hôpital Raymond Poincaré pour leur gentillesse, leur disponibilité et leur bonne humeur ;

> Tous les membres de l'unité PhEMI pour leur accueil chaleureux ;

> L'Ecole Normale Supérieure de Paris, qui m'a accueillie en son sein depuis 2006 et qui m'a permis de faire ce stage dans les meilleures conditions.

Table des matières

Abréviations

ACF : AutoCorrelation Function

AIC : Akaike's Information Criterion

AR : AutoRegressive

ARMA : AutoRegressive Moving Average

ARMAX : modèle ARMA comprenant des facteurs eXogènes

ATC : Anatomical Therapeutical Chemical

CIP : Club Inter Pharmaceutique

CNAMTS : Caisse Nationale de l'Assurance Maladie des Travailleurs Salariés

DDD : Defined Daily Dose

ESAC : European Surveillance of Antimicrobial Consumption

JT : Journal Télévisé

HCSP : Haut Conseil de la Santé Publique

INA : Institut National de l'Audiovisuel

MA : Moving Average

OMS : Organisation Mondiale de la Santé

PACF : Partial AutoCorrelation Function

RSI : Régime Social des Indépendants

SBC : Schwartz's Bayesian Criterion

Tableaux et figures

Figure 1 : Corrélation entre la consommation communautaire de pénicillines en 2000 et la proportion de souches *Streptococcus pneumoniae* résistantes aux pénicillines dans 18 pays Européens

Figure 2 : Consommation communautaire d'antibiotiques de 26 pays Européens en 2002

Figure 3 : Exemples d'autocorrélogramme et d'autocorrélogramme partiel pour un AR(3)

Tableau 1 : Caractéristiques des ACF et PACF pour les différents types de modèle

Figure 4 : Intervention durable, réalisée à l'instant T (A), ayant pour conséquence un changement de niveau moyen $\mu_0(B)$

Figure 5 : Exemple de décomposition d'une série en plusieurs composantes

Figure 6 : Périodes et variables utilisées pour la construction du modèle

Figure 7 : Nombre hebdomadaire de publications parues dans *Le Monde* et *Le Figaro*, entre juillet 2000 et juin 2010, sur la grippe saisonnière, la grippe H_5N_1, et la grippe $A(H_1N_1)$

Figure 8 : Nombre de publications hebdomadaires dans *Le Monde* et *Le Figaro* pendant la pandémie de grippe $A(H_1N_1)$, et nombre de syndromes grippaux pour 100.000 habitants en France

Figure 9 : Temps hebdomadaire au JT de TF1 et de France 2 en minutes consacré à la grippe saisonnière, la grippe H_5N_1 et la grippe $A(H_1N_1)$, entre juillet 2000 et juin 2010

Figure 17 : Pourcentages d'évolution du niveau moyen de prescription d'antibiotiques pour les 0-5 ans, les 6-15 ans, les 16-60 ans et les plus de 60 ans pour les variables indicatrices h_i (à gauche) et e_i (à droite), et prévisions pour les années 2008 et 2009 avec une hypothèse "stationnaire" (en violet) et une hypothèse "évolutionnaire" (en marron)

Tableau 5 : Sommes des observations et des prédictions pour les deux *scenarii* pour la série complète et par classe thérapeutique, sur les périodes définies précédemment

Tableau 6 : Sommes des observations et des prédictions pour les deux *scenarii* par classe d'âge, sur les périodes définies précédemment

I. Introduction

La résistance bactérienne aux antibiotiques est devenue, depuis plusieurs décennies, un véritable problème de santé publique dans le monde entier, et ce quel que soit le niveau de développement des pays (1). L'émergence de bactéries multi-résistantes, comme les *Staphylococcus aureus* résistants à la méticilline (SARM) ou les β-lactamases à spectre étendu (BLSE), provoque de nombreuses difficultés thérapeutiques, pouvant entraîner le décès des patients faute d'avoir un traitement antibiotique adapté (1,2,3). Une étude de 2008 estime à 25.000 le nombre de décès par an provoqués par des infections à bactéries multi-résistantes dans l'Union Européenne (4). Le nombre d'antibiotiques disponibles et efficaces diminue chaque année, sans véritable perspective d'amélioration à cause de la difficulté à trouver de nouvelles molécules et du désintérêt des compagnies pharmaceutiques qui se sont orientées vers des marchés plus lucratifs (5,6,7).

Les mécanismes d'émergence de ces bactéries multi-résistantes sont multiples et complexes. L'un des facteurs les plus admis à ce jour est l'exposition aux antibiotiques (2,3). La consommation trop fréquente d'antibiotiques favoriserait l'émergence et la sélection de souches bactériennes résistantes. De nombreux travaux observent un lien entre l'exposition aux antibiotiques de la population et la proportion de souches bactériennes résistantes (Figure 1).

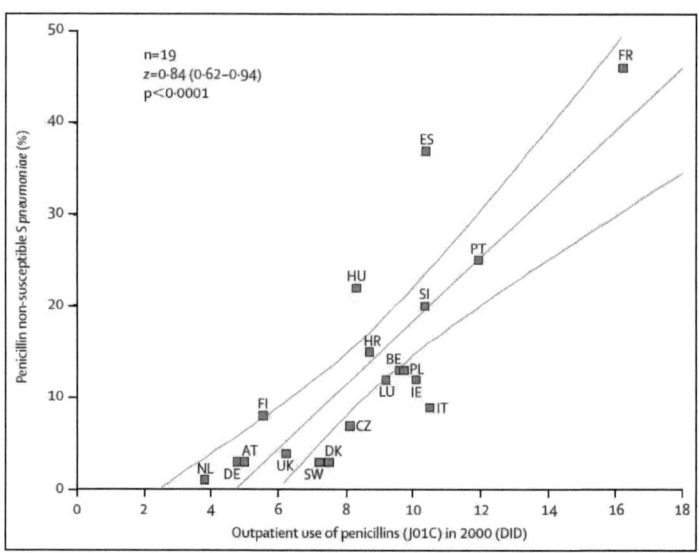

Figure 1 : Corrélation entre la consommation communautaire de pénicillines en 2000 et la proportion de souches *Streptococcus pneumoniae* résistantes aux pénicillines dans 18 pays Européens (AT=Autriche ; BE=Belgique ; HR=Croatie ; CZ=République Tchèque ; DK=Danemark ; FI=Finlande ; FR=France ; DE=Allemagne ; HU=Hongrie ; IE=Irlande ; IT=Italie ; LU=Luxembourg ; NL=Pays-Bas ; PL=Pologne ; PT=Portugal ; SI=Slovénie ; ES=Espagne ; UK=Angleterre) (2)

Dans de nombreux pays, il existe une surconsommation massive d'antibiotiques, notamment dans le cas d'infections des voies respiratoires d'origine virale, infections pour lesquelles les antibiotiques n'ont aucune efficacité thérapeutique démontrée. Ces infections constituent un des principaux motifs de prescription des antibiotiques en ville (8).

En France, l'exposition de la population aux antibiotiques est très élevée. Les données issues des réseaux européens de surveillance de la consommation d'antibiotiques (ESAC) permettent d'observer qu'en 2002, la France était le pays européen ayant la plus forte consommation d'antibiotiques, avec une consommation de 32,2 DDD (Defined Daily Dose=Dose Définie Journalière[1]) pour 1000 habitants par jour, juste devant la Grèce. Pour comparaison, la consommation aux Pays-Bas, pays européen le moins consommateur, était de 10,0 DDD pour 1000 habitants par jour, soit plus de 3 fois moins que la consommation française (Figure 2) (2). Les enfants de moins de 7 ans constituent la catégorie la plus exposée, avec une exposition trois fois plus élevée que celle de l'ensemble de la population (9).

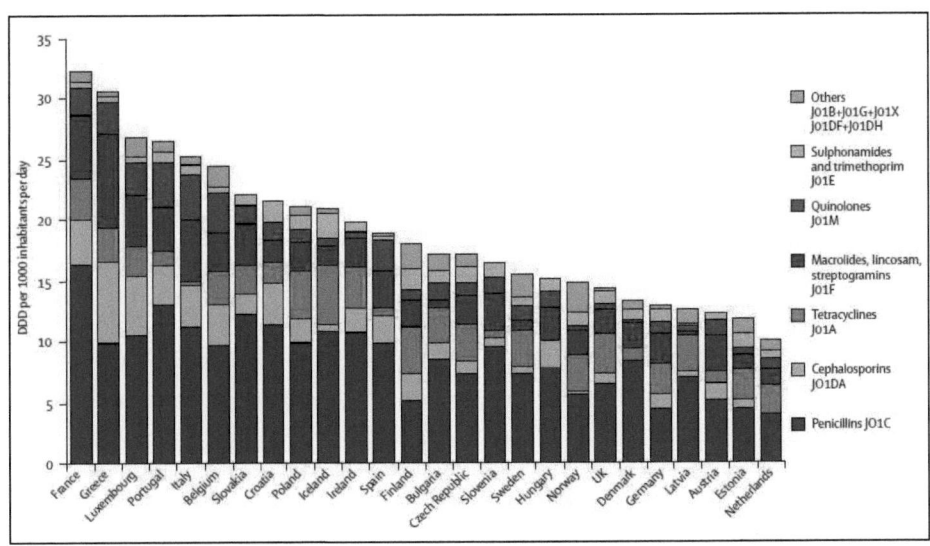

Figure 2 : Consommation communautaire d'antibiotiques de 26 pays Européens en 2002 (2)

Pour lutter contre cette consommation excessive d'antibiotiques, le Ministère de la Santé a lancé en 2001 un plan national « Pour préserver l'efficacité des antibiotiques ». Ce plan comprend plusieurs axes, allant de la formation des médecins prescripteurs à des actions de valorisation de la recherche, en passant par des actions de communication. En 2002, la Caisse Nationale d'Assurance-Maladie des Travailleurs Salariés (CNAMTS) a initié un nouveau programme de promotion du

---

[1]La Dose Définie Journalière est une unité de mesure définie par l'Organisation Mondiale de la Santé (OMS), correspondant à la dose moyenne journalière de la substance active d'un médicament, dans son indication principale, pour un adulte de 70 kg.

bon usage des antibiotiques. Ce programme comprend des actions ciblées sur les professionnels de santé (entretiens confraternels, formation à l'utilisation de tests de diagnostic rapide…) et sur le grand public avec une campagne nationale de sensibilisation et d'information comprenant des messages diffusés sur les grands médias. Cette campagne, dont le message était : "Les antibiotiques, c'est pas automatique !", est diffusée chaque année depuis 2002 pendant la période hivernale (période pendant laquelle la consommation est maximale), entre la semaine 40 (début octobre) de l'année *n* et la semaine 13 (fin mars) de l'année *n+1*. L'évaluation de cette campagne a montré qu'en 2007, la consommation communautaire d'antibiotiques pendant la période hivernale avait diminué de 26,5% par rapport aux années « pré-campagne » 2000-2002, cette baisse ayant atteint presque 36% chez les 6-15 ans (10). Malgré les efforts fournis, la consommation d'antibiotiques semble se stabiliser, voire augmenter de nouveau depuis 2008. Ceci peut être lié à une perte d'efficacité des actions entreprises. Pour y remédier, la CNAMTS a lancé en 2010 une nouvelle campagne pour le grand public ("Les antibiotiques, si on les utilise à tort, ils deviendront moins forts !"). Cependant, cette évolution peut également être liée à certains éléments contextuels. Dans le rapport « Evaluation du Plan national pour préserver l'efficacité des antibiotiques » paru en 2010, le Haut Conseil de la Santé Publique (HCSP) souligne la possibilité d'un rôle de la pandémie de grippe $A(H_1N_1)$ sur l'augmentation de la consommation d'antibiotiques en 2009-2010 (11).

La pandémie de grippe $A(H_1N_1)$ a commencé le 24 avril 2009, avec l'alerte lancée par l'OMS : un virus grippal de type $A(H_1N_1)$ d'origine animale et touchant des catégories d'âge inhabituelles (*i.e.* des jeunes adultes en bonne santé) est en circulation au Mexique et aux Etats-Unis et aurait déjà fait plusieurs morts (12). Ce virus sera à l'origine d'une pandémie[2], touchant plus de 200 pays et provoquant au moins 18.000 décès dans le monde. En France, on estime à 1334 le nombre de cas

[2] Le terme « pandémie » est utilisé ici dans le sens défini par l'OMS : un virus grippal est à l'origine d'une pandémie s'il existe une forte propagation interhumaine et que ce virus est responsable de flambées à l'échelon communautaire dans au moins deux régions OMS.

graves et à 312 le nombre de décès imputables à la grippe A(H_1N_1) (13). *A posteriori*, il a été montré qu'en France, en termes de nombre de cas estimés et de virulence, cette grippe pandémique a été comparable aux grippes des années précédentes (même si les profils épidémiologiques sont différents). Le caractère atypique de cette grippe A(H_1N_1) ainsi que les mesures de gestion controversées prises par les autorités françaises pour contrôler l'épidémie ont provoqué une très forte médiatisation pendant de nombreux mois.

L'objectif de ce travail consiste tout d'abord à quantifier la médiatisation associée à cette grippe A(H_1N_1) et à identifier un éventuel effet de cette médiatisation sur la consommation d'antibiotiques. En effet, l'un des messages clés diffusés dans le cadre des campagnes incitant à une meilleure utilisation des antibiotiques est de faire comprendre l'inutilité des antibiotiques dans le cadre des infections virales, notamment la grippe. Nous allons donc évaluer si la consommation communautaire d'antibiotiques a été modifiée dans un contexte de pandémie grippale très médiatisée. A partir de séries temporelles hebdomadaires, l'évaluation sera estimée par des modèles ARMAX avec interventions. L'analyse sera effectuée globalement, mais également par classe thérapeutique et par classe d'âge.

II.   Matériel et méthodes

A partir des différentes sources de données, des séries temporelles hebdomadaires ont été construites entre juillet 2000 (semaine 27) et juin 2010 (semaine 26).

A. Données utilisées

1. Les antibiotiques

Les données sont issues de la CNAMTS et du RSI (Régime Social des Indépendants). Ces deux caisses couvrent 85% de la population française métropolitaine, pourcentage qui sera considéré comme stable sur la période d'étude. Il s'agit des remboursements de prescriptions d'antibactériens pour usage systémique en ville (catégorie J01 de la classification ATC[3]). Pour chaque prescription, la date, le département, le code CIP[4] de l'antibiotique, l'âge et le sexe du patient sont connus. Les données sont donc disponibles de manière globale, mais également par classe thérapeutique et par classe d'âge. Les classes thérapeutiques considérées dans le cadre de ce travail sont les pénicillines, les céphalosporines, et les macrolides. Les catégories d'âge utilisées sont les suivantes : moins de 5 ans, 6-15 ans, 16-60 ans et plus de 60 ans. Pour tenir compte de l'augmentation de la population française entre 2000 et 2010, la variable utilisée est le nombre de prescriptions d'antibiotiques pour 1000 habitants par semaine.

2. Les syndromes grippaux

Les données des syndromes grippaux sont des données fournies par le réseau Sentinelles. Ce réseau est constitué de 1300 médecins généralistes libéraux volontaires en France métropolitaine (ce qui représente 2,2% de l'ensemble des

---

[3]La classification ATC (Anatomical Therapeutical Chemical) est une classification des médicaments réalisée par l'OMS, en fonction de l'organe ou du système sur lequel agit le médicament, ainsi que de ses caractéristiques chimiques et thérapeutiques.

[4]Le code CIP (Club InterPharmaceutique) est un code à 7 chiffres, correspondant à l'autorisation de la mise sur le marché d'une présentation d'un médicament.

médecins généralistes libéraux sur ce territoire), et permet d'avoir une surveillance continue de 10 indicateurs de santé, dont les syndromes grippaux. Dans le cadre de cette surveillance, un syndrome grippal est défini comme une fièvre supérieure à 39°C, d'apparition brutale, accompagnée de myalgies et de signes respiratoires. Plusieurs virus, dont celui de la grippe, pouvant provoquer des syndromes grippaux, cet indicateur, seul disponible en continu sur l'ensemble de la période d'étude, sera utilisé comme proxy de l'incidence de la grippe.

3. La médiatisation

Pour quantifier la médiatisation associée à la grippe $A(H_1N_1)$, plusieurs bases de données ont été utilisées. La recherche a été effectuée sur toute la période d'étude (juillet 2000 à juin 2010). A titre indicatif, cette recherche a également été réalisée pour la grippe saisonnière et la grippe H_5N_1. En effet, la comparaison "grippe saisonnière" *vs* "grippe $A(H_1N_1)$" permet de comparer une grippe pandémique à une grippe "classique", et la comparaison "grippe H_5N_1" *vs* "grippe $A(H_1N_1)$" permet de comparer deux épisodes grippaux très médiatisés, l'un touchant les oiseaux, l'autre les humains. Les articles de journaux parus dans deux journaux quotidiens nationaux majeurs, *Le Monde* et *Le Figaro*, ont été dénombrés en utilisant les bases de données en ligne Factiva (http://factiva.fr) et Europresse (www.europresse.com). Les émissions de télévision diffusées sur deux chaines de télévision majeures, TF1 et France 2, ont été recensées grâce à l'inathèque, base de données en ligne de l'Institut National de l'Audiovisuel (INA) (http://inatheque.ina.fr). A partir de ces données sur la grippe et sur la médiatisation, plusieurs périodes ont été définies entre avril 2009 et janvier 2010 pour étudier l'éventuel impact de la médiatisation sur la consommation d'antibiotiques.

B. Analyse statistique

1. Principes théoriques de la modélisation ARMA (AutoRegressive Moving Average)

Une série temporelle est une succession d'observations numériques d'une même variable au cours du temps. L'analyse statistique des séries temporelles ne peut se faire avec des méthodes classiques qui nécessitent l'indépendance entre les observations. En effet, dans ce cadre, cette indépendance peut ne pas être vérifiée puisqu'il existe souvent des corrélations entre les observations successives, appelées autocorrélations. Des méthodes spécifiques ont été développées pour prendre en compte ce type de corrélations. La méthode de Box & Jenkins est une méthode de référence pour ce type de données, elle permet de les analyser grâce à des modèles linéaires stationnaires (14,15,16).

On note $\{Y_t\}$ la série à étudier. Elle est constituée de la succession des valeurs de la quantité Y au cours du temps t, t allant de 1 à n. On cherche ici à identifier le processus qui génère cette série $\{Y_t\}$.

- **Stationnarité**

Une série $\{Y_t / t=1,\dots,n\}$ est stationnaire[5] si son espérance est constante (condition 1) et si sa fonction d'autocovariance dépend uniquement du décalage k, quel que soit t (condition 2), c'est-à-dire :

$$\begin{cases} E(Y_t) = \mu \\ Cov(Y_t, Y_{t+k}) = \gamma(k) \end{cases}$$

Si la série vérifie la condition (2), alors la variance de la série est constante puisque $Var(Y_t) = \gamma(0)$. On considère par la suite la série $\{Y_t\}$, de moyenne μ, de variance σ^2,

---

[5]La stationnarité considérée ici est une stationnarité dite faible. Une série est stationnaire au sens fort si elle l'est pour toutes les caractéristiques de la variable considérée, et pas seulement la moyenne, la variance et l'autocovariance. Elle est difficilement vérifiable en pratique.

et de fonction d'autocovariance $\gamma(k)$. On note $Z_t = Y_t - \mu$ (le centrage ne modifie rien aux propriétés des processus décrits par la suite).

- **Processus linéaires stationnaires**

Nous allons décrire ici quatre processus linéaires stationnaires : le bruit blanc, le processus "autorégressif" (AR, pour AutoRegressive), le processus "moyenne mobile" (MA, pour Moving Average) et le processus "autorégressif moyenne mobile" qui est une combinaison des deux processus précédents (ARMA, pour AutoRegressive Moving Average).

Bruit blanc

Une série $\{\varepsilon_t\}$ constitue un bruit blanc centré si elle est constituée d'une suite de variables $\{\varepsilon_t\}$ indépendantes, de moyenne nulle et de variance constante σ_ε^2. C'est un processus stationnaire puisque la moyenne et la variance sont des constantes, et les autocovariances de cette série sont toutes nulles.

Processus "autorégressif" (AR)

Soit ε_t un bruit blanc centré, $\{Y_t\}$ suit un processus "autorégressif" d'ordre p (noté AR(p)) si elle peut se caractériser par l'équation linéaire suivante :

$$Y_t = \mu + \phi_1 Y_{t-1} + \phi_2 Y_{t-2} + \ldots + \phi_p Y_{t-p} + \varepsilon_t \qquad (1)$$

$$\text{ou} \quad Z_t = \phi_1 Z_{t-1} + \phi_2 Z_{t-2} + \ldots + \phi_p Z_{t-p} + \varepsilon_t$$

$$\text{ou} \quad \phi(B)Z_t = \varepsilon_t$$

où
$$\begin{cases} Z_t = Y_t - \mu \; ; \\ B \text{ est l'opérateur retard défini par } B^i Y_t = Y_{t-i} \; ; \\ \phi(B) = 1 - \phi_1 B - \phi_2 B^2 - \ldots - \phi_p B^p. \end{cases}$$

Ainsi, Y_t dépend de son passé Y_{t-i}. Sous certaines conditions sur les paramètres $\{\phi_i\}$, un processus autorégressif est stationnaire.

Processus "moyenne mobile" (MA)

Soit ε_t un bruit blanc centré, $\{Y_t\}$ suit un processus "moyenne mobile" d'ordre q (noté MA(q)) si elle peut se caractériser par l'équation linéaire suivante :

$$Y_t = \mu + \varepsilon_t - \theta_1\varepsilon_{t-1} - \theta_2\varepsilon_{t-2} - \ldots - \theta_q\varepsilon_{t-q} \qquad (2)$$

$$\text{ou} \qquad Z_t = \varepsilon_t - \theta_1\varepsilon_{t-1} - \theta_2\varepsilon_{t-2} - \ldots - \theta_q\varepsilon_{t-q}$$

$$\text{ou} \qquad Z_t = \theta(B)\varepsilon_t$$

où $\begin{cases} Z_t = Y_t - \mu \text{ ;} \\ B \text{ est l'opérateur retard défini précédemment ;} \\ \theta(B) = 1 - \theta_1 B - \theta_2 B^2 - \ldots - \theta_q B^q. \end{cases}$

Dans ce modèle, Y_t est une combinaison linéaire de chocs aléatoires présents ou passés. C'est une combinaison linéaire d'un bruit blanc donc ce processus est stationnaire pour tout $\{\theta_i\}$.

Processus "autorégressif moyenne mobile" (ARMA)

Un processus ARMA(p,q) combine à la fois un AR(p) et un MA(q). Il s'écrit :

$$Y_t = \mu + \phi_1 Y_{t-1} + \phi_2 Y_{t-2} + \ldots + \phi_p Y_{t-p} + \varepsilon_t - \theta_1\varepsilon_{t-1} - \theta_2\varepsilon_{t-2} - \ldots - \theta_q\varepsilon_{t-q} \qquad (3)$$

$$\text{ou} \qquad Z_t = \phi_1 Z_{t-1} + \phi_2 Z_{t-2} + \ldots + \phi_p Z_{t-p} + \varepsilon_t - \theta_1\varepsilon_{t-1} - \theta_2\varepsilon_{t-2} - \ldots - \theta_q\varepsilon_{t-q}$$

$$\text{ou} \qquad \phi(B)Z_t = \theta(B)\varepsilon_t$$

en reprenant les mêmes notations que précédemment pour Z_t, B, $\phi(B)$, et $\theta(B)$.

- **Outils d'identification des processus**

Pour identifier les processus qui génèrent une série, on peut s'aider d'outils : la fonction d'autocorrélation (ACF pour "AutoCorrelation Function") et la fonction d'autocorrélation partielle (PACF pour "Partial AutoCorrelation Function").

La fonction d'autocorrélation (ACF) est définie par : $\qquad \rho(k) = \dfrac{\gamma(k)}{\gamma(0)} = \dfrac{\gamma(k)}{\sigma^2}$

Par définition, $\rho(0)=1$ et $|\rho(k)|\leq 1$. Cette fonction d'autocorrélation mesure la corrélation entre Y_t et Y_{t+k}. Elle peut être représentée sous la forme d'un

- 16 -

autocorrélogramme, c'est-à-dire un histogramme des autocorrélations en fonction du décalage k.

Une autre fonction d'autocorrélation peut être définie : la fonction d'autocorrélation partielle (PACF). Elle est mathématiquement plus difficile à formaliser. Cette fonction, que nous noterons r_k, s'interprète comme la corrélation entre Y_t et Y_{t+k}, après avoir pris en compte l'influence des variables intermédiaires $Y_{t+1}, Y_{t+2}, \ldots, Y_{t+k-1}$. L'autocorrélogramme partiel représente la fonction d'autocorrélation partielle en fonction du décalage k.

Ces deux fonctions servent d'outils pour identifier le modèle qui génère la série étudiée. Un modèle AR d'ordre p est caractérisé par une ACF à décroissance progressive (i.e. les autocorrélations diminuent progressivement avec le décalage) et une PACF "nulle" à l'ordre (p+1) (i.e. les autocorrélations partielles deviennent "brutalement" non significatives au décalage (p+1)) (Figure 3).

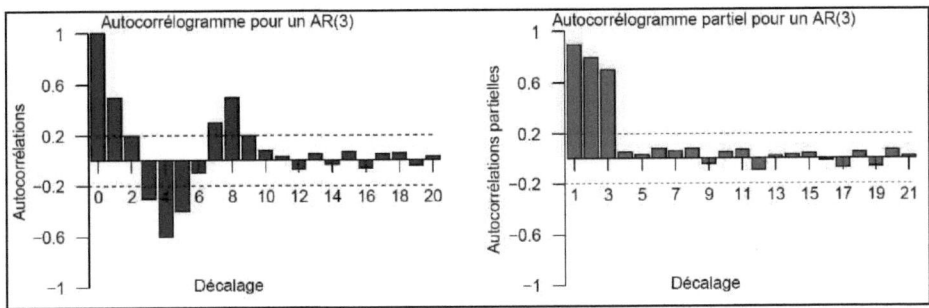

Figure 3 : Exemples d'autocorrélogramme et d'autocorrélogramme partiel pour un AR(3) - l'autocorrélogramme est "progressif", alors que l'autocorrélogramme partiel est "nul" à partir du décalage 4.

Un modèle MA d'ordre q est caractérisé par une ACF "nulle" à l'ordre (q+1) et une PACF à décroissance progressive. Les modèles ARMA(p,q) sont caractérisés par une ACF et une PACF progressives. Dans ce cas, les ordres p et q sont déterminés pas à pas, de manière empirique. Les caractéristiques des autocorrélogrammes pour les différents modèles possibles sont résumées dans le Tableau 1.

Autocorrélogramme	Autocorrélogramme partiel	Type de modèle
Progressif	"Nul" à (p+1)	AR(p)
"Nul" à (q+1)	Progressif	MA(q)
Progressif	Progressif	ARMA(p,q)

Tableau 1 : Caractéristiques des ACF et PACF pour les différents types de modèle

En fonction des caractéristiques de l'ACF et de la PACF, on identifie un modèle dont on estime les paramètres par la méthode du maximum de vraisemblance.

- **Adéquation et choix du modèle**

Lorsque les paramètres du modèle ont été estimés, il faut vérifier que ce modèle est bien en adéquation avec les données, c'est-à-dire que les paramètres estimés sont significatifs et que les résidus forment un bruit blanc centré gaussien (hypothèse liée à la méthode d'estimation utilisée). Les résidus sont définis par $Y_t - \hat{Y}_t$ pour t=1,…, n où $\hat{Y}_t$ est l'estimation par le modèle de Y_t. En ce qui concerne les paramètres, on teste les paramètres à zéro par un test de Student (hypothèse gaussienne). Pour l'analyse des résidus, plusieurs étapes sont nécessaires :

Graphique

Le graphe des résidus en fonction du temps permet de détecter des points où la valeur estimée par le modèle s'éloigne fortement de la valeur observée. S'il existe un grand nombre de ces résidus "exceptionnels", cela signifie que le modèle est mal adapté aux données et qu'il faut en identifier un autre. Le graphe des $\hat{Y}_t$ superposé sur celui des Y_t permet également de vérifier l'adéquation du modèle, et est plus "parlant" que celui des résidus estimés.

Inférentielle

L'analyse inférentielle peut être faite localement ou globalement. Il s'agit de tester les autocorrélations au sein de la série des résidus. En effet, si la série des résidus constitue un bruit blanc gaussien, toutes les autocorrélations doivent être nulles. Pour éviter le problème des comparaisons multiples et l'inflation du risque α, on préférera un test global au test local. Le test global (aussi appelé test "portmanteau" ou test de Box-Ljung) consiste à tester les K premières autocorrélations observées pour voir si, dans leur ensemble, elles sont statistiquement nulles. Les hypothèses testées sont les suivantes :

$H_0 : \rho_1 = \rho_2 = \ldots = \rho_K = 0$ $\qquad\qquad\qquad$ $H_1 : \exists i \, / \, \rho_i \neq 0$

Normalité

Différents tests ont été proposés dans la littérature pour vérifier la normalité des résidus. Les tests considérés ici sont les tests de Shapiro-Wilk et de Kolmogorov-Smirnov. Pour ces deux tests, l'hypothèse nulle correspond à la normalité des résidus.

Si les résidus ne constituent pas un bruit blanc gaussien, le modèle identifié n'est pas adapté. Il faut alors en identifier un autre et recommencer l'estimation des paramètres.

Plusieurs modèles peuvent être en adéquation avec les données. Le choix du modèle peut se faire à partir de plusieurs indicateurs, que l'on cherche à minimiser : les critères d'information d'Akaike (AIC) et de Scharwtz (SBC) ainsi que la variance de la série résiduelle. Si plusieurs modèles sont comparables pour ces trois indicateurs, le modèle le plus parcimonieux sera privilégié.

- **Prévisions et intervalle de confiance**

La problématique est la suivante : on observe Y jusqu'à l'instant T et on veut prévoir Y à l'instant (T+1), (T+2)…et plus généralement (T+h). Le calcul de la prévision est fondé sur le modèle ARMA estimé sur la série jusqu'à l'instant T, en supposant que l'erreur de prédiction est nulle.

Ainsi, la prévision à l'horizon h sera :

$$\hat{Y}_T(h) = \sum_{j=1}^{p} \phi_j \, \hat{Y}_{T+h-j} + \sum_{j=1}^{q} \theta_j \, \hat{\varepsilon}_{T+h-j} \qquad (4)$$

avec $\hat{Y}_{T+h-j} = \begin{cases} Y_{T+h-j} & \text{si } j \geq h \\ \hat{Y}_T(h-j) & \text{si } j < h \end{cases}$

et $\hat{\varepsilon}_{T+h-j} = \begin{cases} \varepsilon_{T+h-j} & \text{si } j \geq h \\ 0 & \text{si } j < h \end{cases}$ où $\varepsilon_{T+h-j} = Y_{T+h-j} - \hat{Y}_{T+h-j}$

Sous l'hypothèse gaussienne, l'intervalle de prévision à 95% est $[\hat{Y}_{T+h} - 1.96*\sqrt{\text{var}(e_T(h))} \, ; \, \hat{Y}_{T+h} + 1.96*\sqrt{\text{var}(e_T(h))}]$, où $e_T(h) = Y_{T+h} - \hat{Y}_{T+h}$.

2. Généralisation des modèles ARMA : modèles d'intervention et de transfert

- **Modèle d'intervention**

Pour prendre en compte une intervention (par exemple, dans notre cas, le « Plan National pour préserver les antibiotiques »), il suffit de rajouter de manière additive une fonction déterministe au modèle ARMA estimé sur la série (17). Cette fonction permettra de quantifier et de tester un éventuel changement de niveau moyen de la série. L'hypothèse sous-jacente est que l'introduction de cette fonction ne modifie pas la structure de la série (*i.e.* le modèle ARMA) mais seulement son niveau moyen. Ainsi, une première étape consiste à identifier et estimer un modèle avant la mise en place de l'intervention. Dans un second temps, le même modèle, auquel les fonctions indicatrices sont rajoutées, est estimé sur l'ensemble de la série.

Deux composantes permettent de décrire une intervention (Figure 4):
- l'entrée, qui représente la durée de l'intervention et le type d'intervention (ponctuelle ou durable par exemple) ;
- la réponse, qui correspond au changement de niveau moyen et qui permet de quantifier l'impact de l'intervention. La réponse peut être immédiate ou progressive, instantanée ou décalée, provisoire ou durable.

L'entrée est déterminée par les caractéristiques de l'intervention que l'on souhaite modéliser. Par exemple, pour une intervention durable ayant débuté à la date T, on peut la formaliser sous la forme :

$$\xi_t = \begin{cases} 0 & \text{si } t < T \\ 1 & \text{si } t \geq T \end{cases} \qquad \text{où T est la date de début de l'intervention}$$

Dans le cas le plus simple, la réponse correspondra à un simple saut de moyenne : $f(\xi_t)=\mu_0\xi_t$.

Un modèle d'intervention avec une fonction ξ_t peut s'écrire :

$$Y_t = \mu + f(\xi_t) + \frac{\theta(B)}{\phi(B)} \varepsilon_t \qquad (5)$$

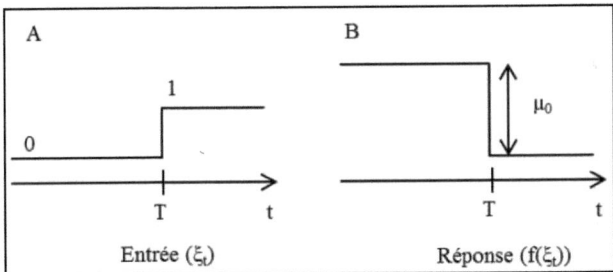

Figure 4: Intervention durable, réalisée à l'instant T (A), ayant pour conséquence un changement de niveau moyen μ_0(B)

- **Modèle de transfert**

On peut vouloir prendre en compte une autre série $\{X_t\}$ pour expliquer la série étudiée $\{Y_t\}$. Ces modèles sont appelés "modèles ARMAX" (X, pour eXogenous) ou "modèles de transfert". La composante ARMA correspond au modèle mis au point sur la série résiduelle après avoir pris en compte l'influence de $\{X_t\}$ sur $\{Y_t\}$.

Sur le même modèle que pour les modèles ARMA, en considérant que l'influence de X sur Y ne se fait sentir pour la première fois qu'après un retard de c périodes, la fonction de transfert s'écrit de la manière suivante :

$$(1 - \delta_1 B - \delta_2 B^2 - \dots - \delta_n B^n)Y_t = (\omega_0 - \omega_1 B - \dots - \omega_w B^w)X_{t-c} + \eta_t \qquad (6)$$

ou

$$Y_t = \frac{\omega(B)}{\delta(B)} X_{t-c} + \eta_t$$

D'après l'équation (6), si $\delta(B) = 1$, $\omega(B) = \omega_0$ et c=0, on obtient :

$$Y_t = \omega_0 X_t + \eta_t \qquad (7)$$

La fonction de transfert la plus simple est donc une régression linéaire. Après avoir mis au point la fonction de transfert, un modèle ARMA est déterminé sur la série résiduelle.

On peut combiner ces différentes généralisations des modèles ARMA, en fonction de la problématique étudiée. Par exemple, l'équation suivante correspond à un modèle ARMAX avec intervention :

$$Y_t = \mu + f(\xi_t) + \frac{\omega(B)}{\delta(B)} X_{t-c} + \frac{\theta(B)}{\phi(B)} \upsilon_t \qquad (8)$$

avec $f(\xi_t)$ correspondant à la composante "intervention", $\frac{\omega(B)}{\delta(B)} X_{t-c}$ à la composante "transfert", et $\frac{\theta(B)}{\phi(B)} \upsilon_t$ à la composante ARMA.

On peut également faire des prévisions avec un modèle de transfert. Il suffit de suivre les étapes indiquées dans le paragraphe **Prévisions** du II.B.1, en utilisant les valeurs observées de X_t à l'instant (T+h). Ici, il est nécessaire de connaitre les valeurs de la série $\{X_t\}$ jusqu'à l'horizon (T+h).

3. Séries non stationnaires

En règle générale, les phénomènes étudiés ne constituent pas des séries stationnaires. Schématiquement, une série non stationnaire peut se définir par trois composantes (Figure 5) :

$$Y_t = m_t + s_t + \zeta_t \qquad (9)$$

- m_t correspond à une "tendance", c'est-à-dire à un changement du niveau moyen de la série au cours du temps, linéaire ou non ;
- s_t est la composante saisonnière, rendant compte d'un phénomène saisonnier – en pratique, on peut souvent la modéliser sous la forme d'une fonction trigonométrique ;
- ζ_t correspond au processus stationnaire que l'on cherche à identifier.

L'observation du graphe de la série $\{Y_t\}$ permet de repérer une éventuelle tendance et/ou saisonnalité. De plus, pour une série non stationnaire présentant une tendance, les autocorrélations restent importantes pour tous les décalages, ce qui se voit très nettement sur les autocorrélogrammes. On peut également détecter l'existence d'une saisonnalité sur les autocorrélogrammes. Dans ce cas, il faut transformer la série brute pour obtenir une série stationnaire sur laquelle un modèle pourra être identifié.

Pour cela, on estime la (ou les) composante(s) m_t et/ou s_t, que l'on retire de la série $\{Y_t\}$. Il existe plusieurs techniques pour estimer ces deux composantes. Pour la tendance, une méthode simple consiste à estimer une régression linéaire. Pour la saison, une méthode consiste à estimer une fonction trigonométrique de période p, de type $s_t = a \cos\left(\frac{2\pi t}{p}\right) + b \sin(\frac{2\pi t}{p})$. La série R_t alors obtenue ($R_t = Y_t - \hat{s}_t - \hat{m}_t{}^6$) est stationnaire (Figure 5). C'est cette série R_t que l'on cherche à modéliser.

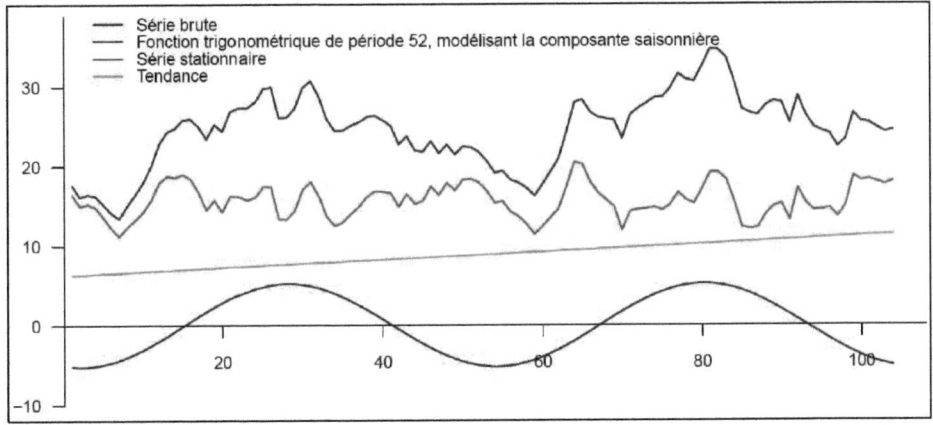

Figure 5 : Exemple de décomposition d'une série en plusieurs composantes - la série brute peut ici se décomposer en une tendance, une fonction trigonométrique et une série stationnaire.

---

[6]On note $\hat{s}_t$ la fonction trigonométrique estimée à partir des données et $\hat{m}_t$ la droite estimée à partir des données.

4. Application

Pour mettre en évidence un éventuel impact de la médiatisation liée à la grippe A(H_1N_1) sur la consommation d'antibiotiques, il faut pouvoir calculer une consommation "attendue" d'antibiotiques, c'est-à-dire la consommation que l'on aurait eue s'il n'y avait pas eu la médiatisation de la grippe A(H_1N_1).

- **Eléments à prendre en compte dans le modèle**

Deux éléments contextuels agissent sur la consommation d'antibiotiques, et doivent être pris en compte dans la modélisation :

- les campagnes annuelles "Les antibiotiques, c'est pas automatique !", réalisées chaque année depuis 2002, qui ont permis une baisse significative de la consommation d'antibiotiques à partir de l'hiver 2002 jusqu'en 2007 ;
- les épidémies de grippe saisonnière, puisqu'on suspecte un lien entre la consommation d'antibiotiques pendant l'hiver et ces épidémies de grippe.

Dans le modèle, les effets des campagnes ont été pris en compte à l'aide de fonctions indicatrices, une fonction étant définie pour chaque hiver et chaque été. Compte-tenu du caractère saisonnier de la consommation d'antibiotiques, les fonctions "hiver" ont été définies de la semaine 40 de l'année *n* à la semaine 13 de l'année *n+1*, ce qui permet de considérer le pic de consommation hivernal dans son ensemble et de s'adapter à la réalité des campagnes. Les fonctions "été" ont été définies "en miroir", de la semaine 14 à la semaine 39 de chaque année. Douze fonctions ont ainsi été créées, entre la semaine 40 de l'année 2002 et la semaine 40 de l'année 2008 (Figure 6).

Les épidémies de grippe saisonnière ont été introduites dans le modèle par une fonction de transfert, de type régression linéaire sans décalage c (Equation 7).

Par conséquent, la mise au point du modèle se fera en plusieurs étapes :

- estimation des paramètres du modèle ARMA sur les données « pré-campagnes » 2000-2002 (avant la semaine 40 de l'année 2002) ;

- intégration des douze variables indicatrices pour estimer l'impact des campagnes sur le niveau moyen entre 2002 et 2008 ;
- ajout de la variable « incidence des syndromes grippaux » au modèle comme proxy de l'incidence de la grippe saisonnière.

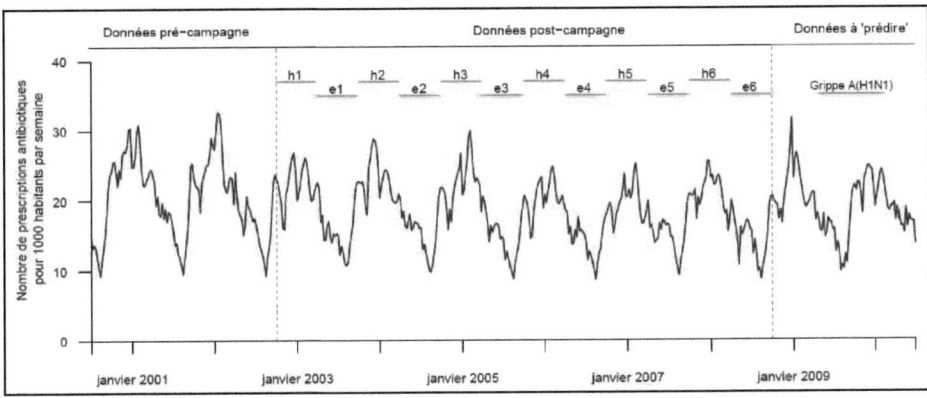

Figure 6 : Périodes et variables utilisées pour la construction du modèle - le modèle ARMA est estimé sur les données « pré-campagne ». Les variables h_i sont les variables indicatrices "hiver" (semaine 40 de l'année n à la semaine 13 de l'année $n+1$), les e_i les variables indicatrices "été" (semaine 14 de l'année n à la semaine 39 de la même année). Les prévisions seront réalisées à partir de la semaine 40 de l'année 2008, puis une comparaison entre les données observées et les données "attendues" seront réalisées.

- **Prévisions**

Les prévisions sont délicates à effectuer dans la mesure où le modèle doit prendre en compte l'effet des campagnes sur la consommation d'antibiotiques. Cet effet n'est pas connu pour les valeurs futures de t pour lesquelles on veut prévoir la consommation d'antibiotiques "attendue". Ainsi, plusieurs hypothèses devront être émises sur l'impact de ces campagnes dans le futur, en fonction de la tendance observée depuis 2002. Pour chaque série, deux hypothèses seront faites :

- une hypothèse "stationnaire" : on conserve les changements de niveaux observés pour les dernières variables indicatrices (h_6 et e_6) ;

- une hypothèse "évolutionnaire" : on estime des changements de niveaux moyens en poursuivant la tendance observée depuis 2002. S'il existe une tendance globale depuis 2002, on effectue une régression linéaire en utilisant toutes les données. Si on constate une rupture de tendance, on poursuit la nouvelle tendance en utilisant les données depuis cette rupture pour effectuer la régression linéaire. Si les résultats ne sont pas significatifs, on prend une valeur nulle. Dans certains cas (oscillations autour d'une valeur par exemple), la moyenne des valeurs observées a été utilisée.

Des prévisions seront effectuées pour chacune de ces hypothèses. Sur les périodes d'étude, une somme des prévisions sera réalisée, puis comparée à la somme des valeurs observées sur la même période. Des intervalles de confiance à 95% seront calculés pour chacune de ces sommes, pour chacun des *scenarii*. L'intervalle de confiance "final" sera construit à partir de ces deux intervalles, en prenant la plus petite borne pour la borne inférieure et la plus grande pour la borne supérieure.

Les analyses (mise au point des modèles et estimation des paramètres) ont été réalisées avec SAS®9.2 (procédure ARIMA). Les prévisions ont été faites "manuellement" avec Excel 2010®, SAS®9.2 ne pouvant pas réaliser de prévisions avec différentes hypothèses. Certains calculs et certaines figures ont également été faits avec R2.13.0.

III. Résultats

A. Analyse descriptive des données

1. La grippe dans les médias

Entre juillet 2000 et juin 2010, 130 articles sont parus dans *Le Monde* et *Le Figaro* sur la grippe saisonnière, 533 sur la grippe H_5N_1 et 543 sur la grippe $A(H_1N_1)$ (Figure 7).

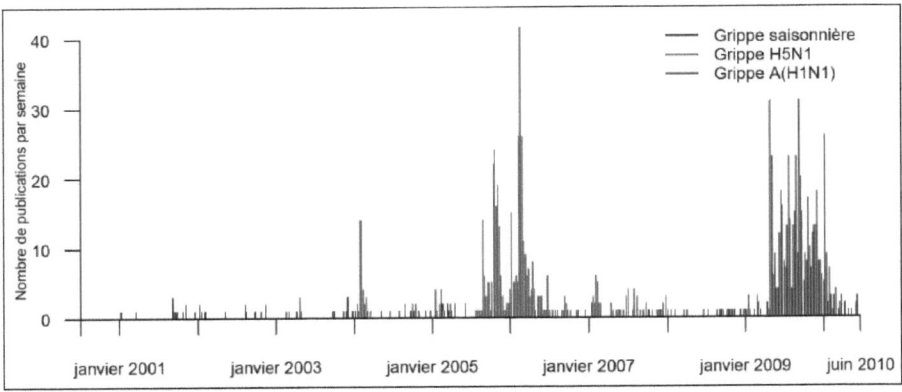

Figure 7 : Nombre hebdomadaire de publications parues dans *Le Monde* et *Le Figaro*, entre juillet 2000 et juin 2010, sur la grippe saisonnière, la grippe H_5N_1, et la grippe $A(H_1N_1)$

L'intensité de communication médiatique concernant la grippe saisonnière est faible, toujours inférieure à 5 articles par semaine pour *Le Monde* et *Le Figaro*, soit moins de 3 articles par semaine pour chaque journal. Quelques articles paraissent chaque année, au moment de la période hivernale, principalement pour annoncer le lancement de la campagne de vaccination ou pour décrire la saturation des services des urgences au moment des pics de circulation virale. En ce qui concerne la grippe H_5N_1, le niveau de publication atteint plus de 40 articles par semaine pour les deux journaux nationaux étudiés. Deux pics sont observés entre juin 2005 et juin 2006, période pendant laquelle il y a eu une circulation intense du virus en France. Les publications sur la grippe $A(H_1N_1)$ se concentrent entre avril 2009 et février 2010.

Elles ont commencé fin avril 2009 (semaine 17), suite à l'annonce faite par l'OMS le 24 avril de l'émergence d'un nouveau virus. Les publications se sont maintenues à haut niveau pendant toute la période entre avril 2009 et janvier 2010, puis ont progressivement diminué à partir de janvier 2010. On observe quelques pics, notamment au moment de l'annonce de l'OMS (semaine 17/Figure 8-flèche n°1) ou lors du franchissement du seuil épidémique en septembre 2009 (semaine 36/Figure 8-flèche n°3), concomitant avec la rentrée scolaire. Lors de ces pics, le niveau peut atteindre 30 publications par semaine, soit plus de deux articles par jour dans chaque journal. Après l'annonce internationale, on note plusieurs "vagues de médiatisation". La première est liée à l'apparition du premier foyer de grippe A(H_1N_1) dans un collège à Toulouse (semaine 24/Figure 8-flèche n°2). Entre avril et septembre 2009, le niveau de médiatisation est similaire à celui constaté pendant toute la période de circulation active du virus (entre septembre et décembre 2009) malgré le faible nombre de cas en France à ce moment-là. Après un nouveau pic de médiatisation début janvier 2010, le niveau redescend progressivement, jusqu'à tendre vers un niveau négligeable à partir de mars 2010 (Figure 8). A partir de ces observations, quatre périodes d'étude ont été définies : une période 1, pendant laquelle le virus circule quasi-exclusivement à l'étranger (semaines 17 à 23) ; une période 2, pendant laquelle le virus circule peu en France (le nombre de cas n'a pas atteint le seuil épidémique) mais pendant laquelle la médiatisation des quelques cas est forte (semaines 24 à 35) ; une période 3 où la circulation virale est intense (le nombre de cas est supérieur au seuil épidémique) (semaines 36 à 2) ; et une période 4 comprenant la période 3 plus la fin de la l'épidémie de grippe jusqu'à ce que la circulation du virus soit déclarée "sporadique" (semaines 36 à 7).

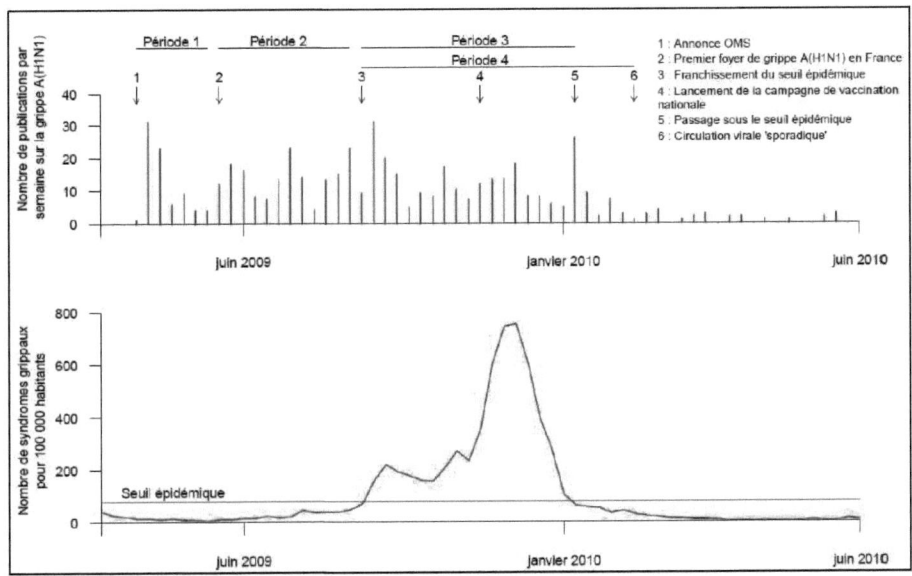

Figure 8 : Nombre de publications hebdomadaires dans *Le Monde* et *Le Figaro* pendant la pandémie de grippe A(H₁N₁), et nombre de syndromes grippaux pour 100.000 habitants en France - à partir de ces données, quatre périodes d'étude ont été définies : la période 1 correspond à la période pendant laquelle le virus circule presque uniquement à l'étranger, la période 2 correspond à une période où le virus circule en France mais de manière limitée, la période 3 correspond à la période de circulation intense du virus (nombre de syndromes grippaux supérieur au seuil épidémique), et la période 4 à la période complète de circulation du virus, jusqu'à ce qu'elle soit considérée comme sporadique.

En ce qui concerne la télévision, le profil concernant le nombre d'émissions diffusées sur TF1 et sur France 2 parlant de la grippe saisonnière, de la grippe H₅N₁ et de la grippe A(H₁N₁) est le même que celui de la presse écrite (données non présentées ici). Une analyse du temps du journal télévisé (JT) de 20h consacré à ces trois grippes a également été réalisée (Figure 9). Ce profil est un peu différent des deux précédents. On note un pic très important au moment de l'émergence du virus A(H₁N₁), avec un temps hebdomadaire de presque 160 minutes, soit plus de 10 minutes par jour (donc par JT, soit environ 1/3 du JT) pour chaque chaîne. Le temps maximal atteint pour la grippe H₅N₁ est deux fois moins important.

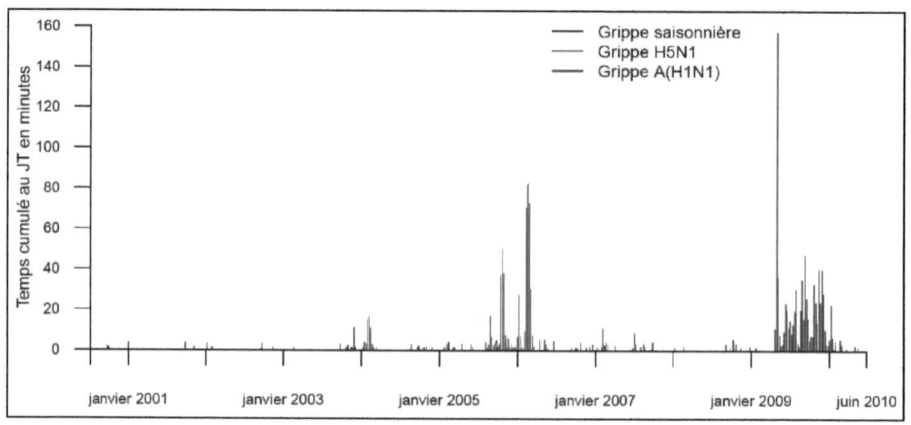

Figure 9 : Temps hebdomadaire au JT de TF1 et de France 2 en minutes consacré à la grippe saisonnière, la grippe H₅N₁ et la grippe A(H₁N₁), entre juillet 2000 et juin 2010

2. La consommation d'antibiotiques

Entre juillet 2000 et juin 2010, le taux d'incidence de prescriptions d'antibiotiques remboursées est compris entre 8 et 33 pour 1000 habitants par semaine, avec une moyenne de 18,9 [9,7 ; 28,1]. On observe une forte saisonnalité hivernale dont on sait qu'elle est liée à l'incidence de plusieurs pathologies notamment virales pendant cette période (sphère ORL, gastro-entérite, grippe…) (Figure 10).

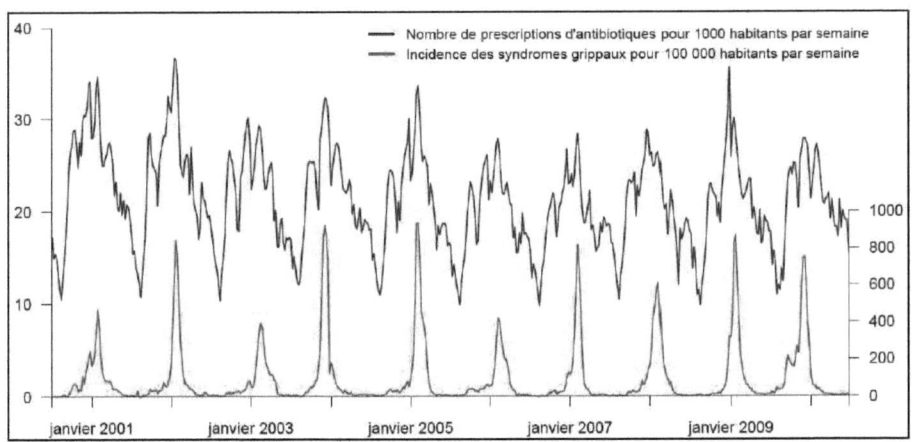

Figure 10 : Nombre de prescriptions d'antibiotiques remboursées pour 1000 habitants par semaine et nombre de syndromes grippaux pour 100.000 habitants par semaine, entre juillet 2000 et juin 2010

Depuis les années 2000 et en particulier depuis 2002, on observe une baisse de la dynamique des remboursements (et donc des prescriptions) d'antibiotiques en France, baisse très certainement en lien avec (ou renforcée par) le plan national "Pour préserver l'efficacité des antibiotiques" et les campagnes médiatiques associées à celui-ci ("Les antibiotiques, c'est pas automatique !") (18).

Les années de circulation plus intense de la grippe, les remboursements d'antibiotiques semblent plus importants (hiver 2004 et 2005 par exemple). Le nombre de prescriptions pour 1000 habitants par semaine varie énormément en fonction des classes d'âge (Tableau 2). Les plus consommateurs sont les moins de 15 ans, et plus particulièrement les moins de 5 ans. Plus la consommation est forte, plus le caractère saisonnier est marqué, avec une très forte consommation pendant la période hivernale, notamment pour les moins de 5 ans.

	Moyenne	Ecart-type	Minimum	Maximum	% de la consommation totale
0-5 ans	44,4	18,5	10,7	101,1	17,4
6-15 ans	17,4	6,6	6,1	46,6	11,4
16-60 ans	16,7	3,6	8,3	27,5	52,9
> 60 ans	17,0	3,7	8,2	30,1	18,3

Tableau 2 : Nombre de prescriptions d'antibiotiques pour 1000 habitants par semaine moyen, minimum, et maximum pour chaque classe d'âge

Les trois classes thérapeutiques principales (pénicillines, céphalosporines et macrolides) représentent plus de 86% de la consommation totale. Les caractéristiques de la consommation pour ces trois classes sont résumées dans le Tableau 3. Plus de 40% des antibiotiques consommés sont des pénicillines, avec une moyenne de 7,7 [3,8 ; 11,6]. Les céphalosporines et les macrolides ont des moyennes similaires (4,3), et représentent chacune environ 23% de la consommation totale.

	Moyenne	Ecart-type	Minimum	Maximum	% de la consommation totale
Pénicillines	7,7	2,0	3,5	14,0	40,5
Céphalosporines	4,3	1,5	1,4	8,7	22,9
Macrolides	4,3	1,4	1,5	8,5	22,6

Tableau 3 : Nombre de prescriptions moyen, minimum et maximum de pénicillines, de céphalosporines et de macrolides pour 1000 habitants par semaine

L'ensemble des séries étudiées est présenté Figure 11. Pour chacune des séries, on constate la présence d'une saisonnalité annuelle, avec un pic hivernal. Pour la série totale, on peut observer une baisse tendancielle de la consommation entre 2002 et 2007, puis un accroissement à partir de 2008. Pour les pénicillines et les céphalosporines, la tendance est la même que pour la série totale. Pour les macrolides, la diminution de la consommation semble se poursuivre depuis 2002.

Pour les 0-5 ans sont observées une forte baisse entre 2004 et 2006, puis une stabilisation. La diminution de la consommation est très marquée pour les 6-15 ans, notamment entre 2002 et 2008. L'amplitude des variations entre été et hiver a été très fortement réduite. En ce qui concerne les 16-60 ans, la diminution est plus faible et a surtout eu lieu entre 2002 et 2007. A partir de 2008, la consommation semble repartir à la hausse. Pour les plus de 60 ans, on observe une réduction des pics de consommation l'hiver mais le niveau global semble stable voire en augmentation en raison d'une augmentation l'été.

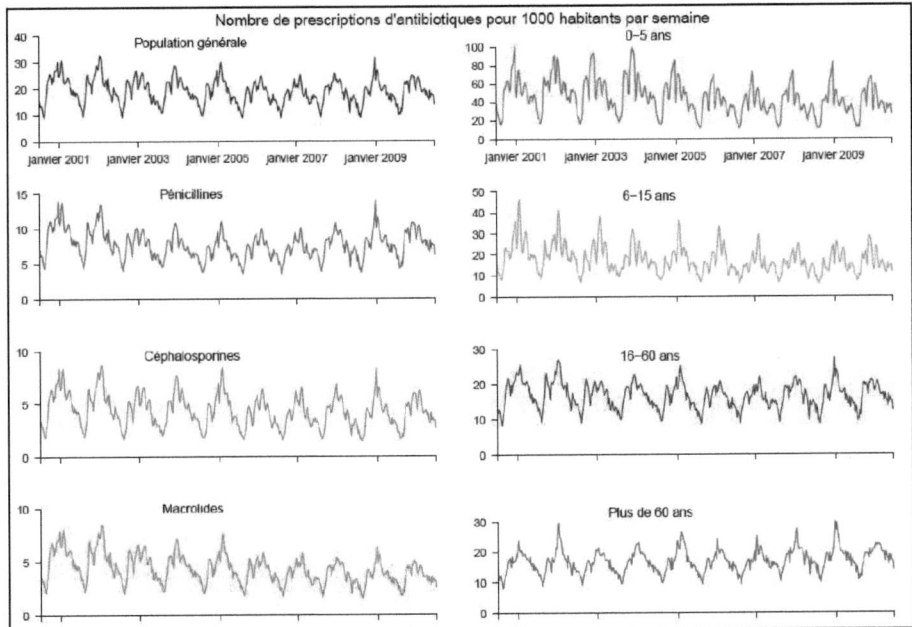

Figure 11 : Ensemble des séries temporelles sur lesquelles des modèles ont été mis au point - en plus de la série globale, trois classes thérapeutiques (pénicillines, céphalosporines et macrolides) et quatre classes d'âge (0-5 ans, 6-15 ans, 16-60 ans, plus de 60 ans) ont été étudiées.

B. Modélisation ARMAX avec intervention : description, caractéristiques et résultats de l'impact des campagnes

Un modèle a été construit pour chacune des séries. Les différentes étapes d'identification du modèle sont détaillées ci-dessous pour le modèle de la série totale.

1. Identification du modèle sur la série totale

Les premières étapes d'identification du modèle (centrage, estimation et retrait de la saisonnalité, identification des paramètres du modèle ARMA) se sont appuyées sur la période avant la campagne, c'est-à-dire entre juin 2000 et octobre 2002.

Centrage

Comme on l'a vu précédemment, la consommation d'antibiotiques est maximale l'hiver et minimale l'été. Pour prendre en compte ce phénomène, le centrage sera réalisé en utilisant deux moyennes estimées : la moyenne "hivernale" (entre la semaine 40 de l'année n et la semaine 13 de l'année $n+1$) et la moyenne "estivale" (entre la semaine 14 de l'année n et la semaine 39 de la même année). Ces moyennes sont estimées sur les données "pré-campagne" (avant octobre 2002). On retire la moyenne hivernale l'hiver et la moyenne estivale l'été, ce qui nous donne une série centrée. Ici, la moyenne hivernale estimée est 25,24 et la moyenne estivale est 16,54. Une variable "centrage" est alors créée (Figure 12) :

$$centrage = (25,24)"hiver" + (16,54)"été"$$

Saisonnalité

Sur la série centrée, une saisonnalité résiduelle a été estimée par régression linéaire, toujours sur les données "pré-campagne". Quatre variables ont été testées : deux variables en cosinus de périodes 26 et 52, et deux variables en sinus de périodes 26 et 52. Les variables significatives parmi ces quatre variables ont été conservées. Une combinaison linéaire de ces variables est créée, puis retirée de la série centrée. Ici, les variables significatives sont les variables en cosinus de période 52, sinus de périodes 26 et 52. Une variable "saison" est alors définie à partir des paramètres estimés (Figure 12) :

$$\text{saison} = -1,15\cos\left(\frac{2\Pi t}{52}\right) - 1,06\sin\left(\frac{2\Pi t}{52}\right) - 1,36\sin\left(\frac{2\Pi t}{26}\right)$$

Ces deux étapes permettent d'obtenir une série stationnaire sur laquelle le modèle ARMA est identifié (Figure 12):

$$R_t = Y_t - \text{centrage} - \text{saison} \qquad (10)$$

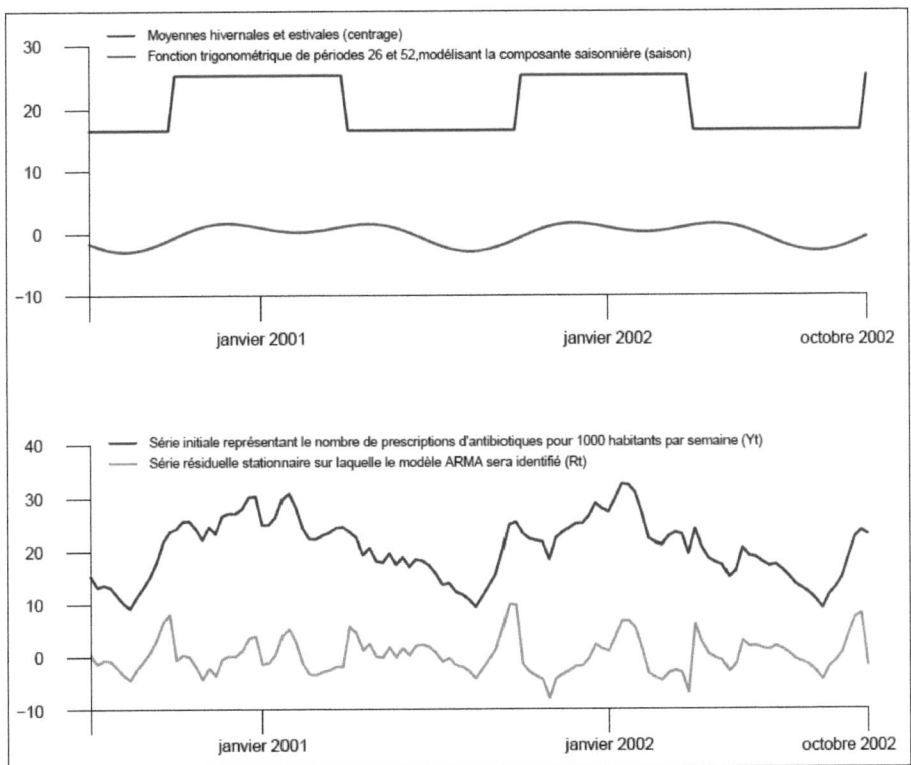

Figure 12 : Passage de la série initiale non stationnaire (Y_t) à la série résiduelle stationnaire (R_t) - le centrage est effectué avec les moyennes hivernales et estivales estimées avant la semaine 40 de l'année 2002, puis la saisonnalité est estimée sur cette variable centrée. La série résiduelle obtenue ($R_t=Y_t$-centrage-saison) est alors stationnaire.

Modèle ARMA

Sur cette série résiduelle stationnaire R_t, on identifie un modèle ARMA selon les étapes expliquées dans le paragraphe **Matériels et méthodes**. Cette identification est faite sur les données "pré-campagne". A partir des ACF et PACF, différents paramètres sont testés, jusqu'à obtenir un modèle sans autocorrélation résiduelle, et avec les meilleurs indicateurs (variance de la série résiduelle, AIC et SBC) possibles.

Extension à l'ensemble de la série

S'il n'y avait pas eu de campagnes, les paramètres "centrage" et "désaisonnalisation" auraient probablement été identiques à ceux observés avant la campagne. Ainsi, afin de mesurer les effets, les mêmes paramètres sont appliqués sur l'ensemble de la série et au modèle ARMA précédemment identifié, on rajoute de manière additive les douze indicatrices (h_i et e_i). Le même modèle ARMA est estimé car les campagnes sont supposées n'avoir un effet que sur le niveau moyen et non sur le modèle qui génère la série. Enfin, pour prendre en compte les épidémies grippales, on rajoute au modèle, de manière additive également, l'incidence de la grippe (incsg) (cf paragraphe II.B.4). Sur l'ensemble de la série totale, le modèle obtenu est le suivant :

$R_t = -2{,}53h_1 - 0{,}51e_1 - 3{,}40h_2 - 0{,}07e_2 - 4{,}72h_3 - 0{,}49e_3 - 6{,}11h_4 - 0{,}95e_4 - 7{,}27h_5$

$\quad\quad (0{,}5)^* \quad (0{,}5) \quad (0{,}66) \quad (0{,}65) \quad (0{,}75) \quad (0{,}73) \quad (0{,}80) \quad (0{,}78) \quad (0{,}83)$

$+0{,}19e_5 - 6{,}60h_6 + 0{,}20e_6 + 0{,}007\text{incsg} + \dfrac{\theta(B)}{\phi(B)}\varepsilon_t \quad\quad$ * écart type

$\;(0{,}82) \quad (0{,}86) \quad (0{,}88) \quad\quad (0{,}0006) \quad\quad\quad\quad\quad\quad$ des paramètres

avec
$$\begin{cases} \theta(B) = (1 + 0{,}14B^7 + 0{,}11B^9)(1 - 0{,}21B^{26}) \\ \phi(B) = (1 - 0{,}50B^1 - 0{,}09B^2 + 0{,}15B^4)(1 + 0{,}13B^{30})(1 - 0{,}12B^{51} - \\ \quad 0{,}64B^{52} - 0{,}13B^{53}) \\ \hat{\sigma}_\varepsilon^2 : 1{,}78 \end{cases}$$

Les hypothèses d'un bruit blanc gaussien pour ε_t sont vérifiées (p=0.14 pour la normalité et p=0.66 pour le bruit blanc en considérant 54 autocorrélations)

Le modèle sous-jacent qui génère la série (ARMA) montre une dépendance à court terme (par les degrés 1, 2 et 4 de la composante AR), une dépendance autour de la mi-saison (degré 30) et une dépendance autour de la saison (degrés 51, 52 et 53). Il existe aussi une dépendance "résiduelle" à court terme et à mi-saison (degrés 7, 9 et 26 de la composante MA).

Pour les indicatrices h_i et e_i, l'interprétation des résultats est la suivante : le premier hiver (à partir de 2002, soit l'hiver 2002-2003), l'évolution du niveau moyen de consommation d'antibiotiques pour 1000 habitants par semaine est de -2,53 (par rapport à la moyenne hivernale de 25,24, soit une baisse de 10,02%) ; le premier été (soit l'été 2003), l'évolution a été de -0,51 (par rapport à la moyenne estivale de 16,54, soit une baisse de 3,08%), etc...

Prévisions

Dans un premier temps, des estimations des futurs changements de niveaux moyens (c'est-à-dire le futur impact des campagnes) doivent être effectuées en se basant sur les estimations des changements de niveaux moyens entre 2002 et 2008, et en utilisant les hypothèses expliquées dans le paragraphe **Prévisions** du II.B.4. Pour la série totale, ces estimations sont représentées sur la Figure 13. On observe une baisse significative de la consommation hivernale jusqu'à l'hiver 2006-2007, puis une remontée l'hiver 2007-2008 (la référence étant toujours le niveau moyen hivernal estimé entre 2000 et 2002). Pour la consommation estivale, la tendance est moins nette, avec des oscillations entre -6% et 2% (résultats non significatifs). Pour les hivers, les valeurs du scénario 2 ont été obtenues en faisant une régression linéaire avec les deux dernières estimations obtenues (h_5 et h_6). Pour les étés, les estimations obtenues pour les e_i n'étant pas significatives et oscillant autour de 0, la valeur retenue est une valeur nulle.

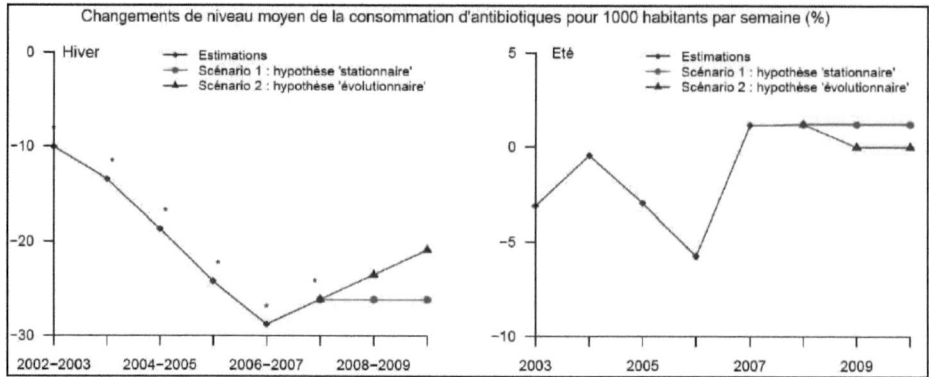

Figure 13 : Changements de niveau moyen de la consommation d'antibiotiques pour 1000 habitants par semaine en pourcentage pour les "hivers" (à gauche) et pour les "étés" (à droite) entre 2002 et 2008 (bleu) - l'hypothèse "stationnaire" est indiquée en violet, l'hypothèse "évolutionnaire" en marron. Pour les hivers, pour le scénario 2, une régression linéaire a été effectuée avec les deux dernières estimations (h_5 et h_6). Pour les étés, la valeur nulle a été retenue. * : $p<0.05$ (test du paramètre par rapport à zéro).

A partir de ces valeurs prédites et du modèle ARMA, les prévisions de la consommation d'antibiotiques peuvent être calculées (Figures 14 et 15).

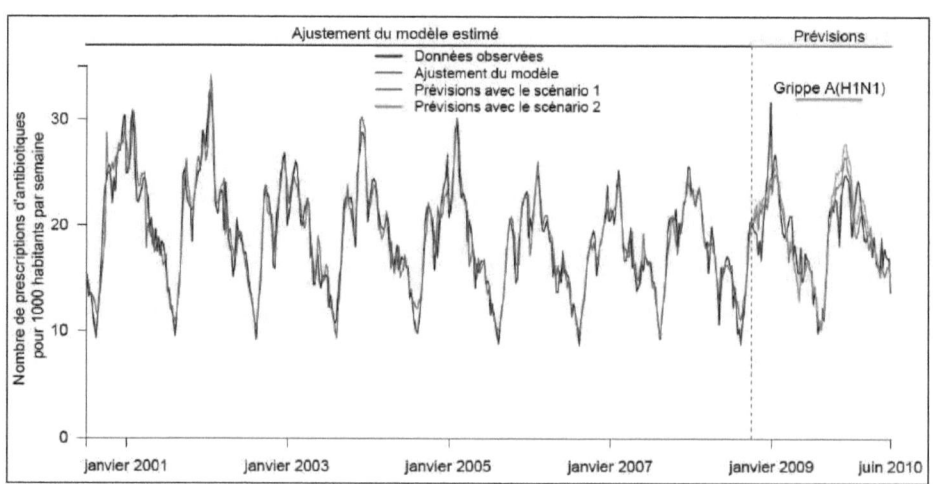

Figure 14 : Ajustement (marron) et prévisions du modèle estimées avec les deux *scenarii* (vert pour le scénario 1 et orange pour le scénario 2) - les valeurs observées sont indiquées en bleu.

Le modèle montre un bon ajustement sur les données observées avant l'hiver 2008-2009. Les *scenarii* conduisent à des prévisions relativement proches pour la première année. Des différences plus importantes sont observées pour la deuxième année (Figure 15).

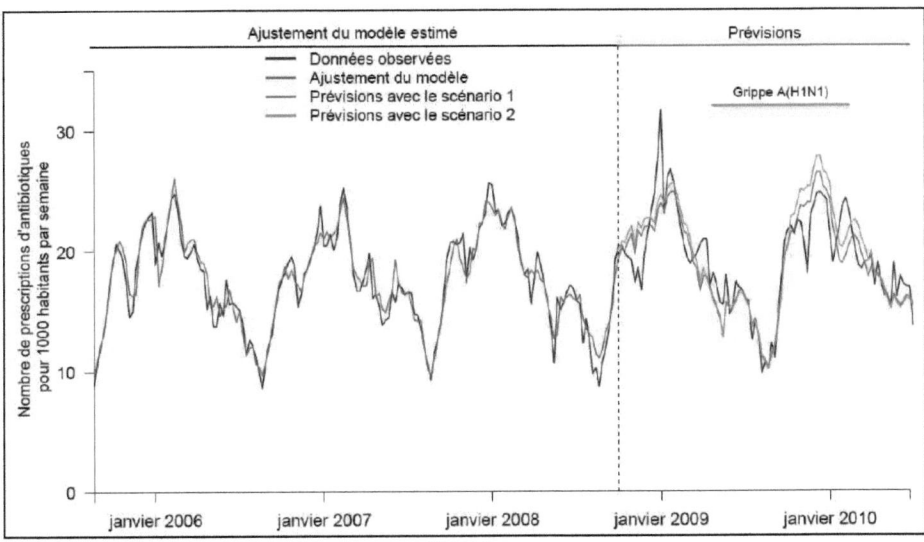

Figure 15 : Zoom sur les cinq dernières années, entre 2006 et 2010

On peut observer sur la Figure 15 que les prévisions entre les deux *scenarii* diffèrent surtout à partir de l'hiver 2010. Avec le scénario 2 (scénario d'une remontée de la consommation hivernale, dans la lignée de la rupture de tendance observée depuis 2007), les prédictions obtenues sont plus importantes pendant l'hiver 2010 par rapport à celles du scénario 1. Peu de différences sont observées sur la période estivale, puisque les valeurs des deux *scenarii* sont similaires (1,2% *vs* 0). Après avoir calculé ces prévisions, la somme des prévisions est effectuée sur les différentes "périodes grippe $A(H_1N_1)$" définies précédemment (cf paragraphe III.A.1). Cette somme est comparée avec la somme des nombres observés. Un intervalle de confiance à 95% est calculé pour chaque scénario, puis un intervalle de confiance "final" en est déduit en prenant les bornes les plus extrêmes de ces deux intervalles de confiance. Pour la série totale, on obtient les résultats présentés dans le Tableau 4.

	Nombre attendu		IC	Nombre observé
	Scénario 1	Scénario 2		
Période 1	105,1	103,7	[94,6 ; 114,2]	113,6
Période 2	162,1	159,7	[147,9 ; 173,9]	158,6
Période 3	427,1	446,2	[409,4 ; 463,8]	407,5*
Période 4	526,0	551,7	[505,9 ; 571,8]	522,5

Tableau 4 : Somme des observations et des prédictions pour les deux *scenarii* pour la série totale, sur les périodes définies précédemment - * : à l'extérieur de l'IC.

Pour cette série, seule la somme sur la période 3 (c'est-à-dire la période de circulation active du virus, entre les deux seuils épidémiques) ne se trouve pas dans l'intervalle de confiance.

2. Résultats sur l'ensemble des séries

Les modèles ARMA estimés sur chacune des séries sont similaires à celui décrit pour la série totale (données non présentées). Dans tous les cas, on observe une dépendance (composante AR) à court terme (degrés 1 à 6) et/ou à mi-saison (degrés 25 à 30) et autour de la saison (degrés 51 à 53), ainsi qu'une dépendance "résiduelle" (composante MA) à court terme (degrés 5 à 9) et/ou à mi-saison (degrés 26 à 29) et/ou autour de la saison (degrés 51 à 54). Seul le modèle identifié pour les plus de 60 ans diffère un peu avec une dépendance (composante AR) aux degrés 11 et 17, en plus d'une dépendance à court terme (degrés 1 et 2) et autour de la saison (degrés 51,52 et 53).

A l'inverse, les changements de niveau moyen présentent des profils assez différents. Ils sont représentés Figure 16 (série totale et par classe thérapeutique) et Figure 17 (par classe d'âge). Pour une meilleure lisibilité et comparabilité, les résultats sont présentés en pourcentage d'évolution par rapport au niveau moyen. Pour toutes les classes thérapeutiques, on observe une baisse significative du niveau moyen les hivers entre l'hiver 2002-2003 et l'hiver 2006-2007. A partir de l'hiver 2006-2007, les évolutions varient : on observe une remontée pour les pénicillines, une stagnation pour les céphalosporines et une baisse pour les macrolides. L'été, les changements de niveau moyen sont plus variables en fonction des classes. Pour les pénicillines, il y a eu une baisse les premières années post-campagne, puis le niveau est revenu au niveau "pré-campagne". Pour les céphalosporines, on observe des oscillations autour de -2%/-3%. Pour les macrolides, on peut voir une nette tendance à la baisse, qui atteint presque -20% l'été 2008.

En ce qui concerne les classes d'âge, la tendance est à la baisse pour la consommation hivernale, sauf pour les plus de 60 ans. La baisse la plus marquée s'observe pour les moins de 15 ans. Comme pour les classes thérapeutiques, à partir de l'hiver 2006-2007, les évolutions sont différentes : stagnation chez les moins de 15 ans et remontée chez les 16-60 ans. Chez les plus de 60 ans, on peut voir une oscillation autour de -5%, sans tendance nette à la baisse. Les effets des campagnes ont donc été beaucoup plus limités pour cette dernière population. Pour la consommation estivale, on peut voir une baisse chez les moins de 15 ans (qui peut atteindre 40%), et une hausse chez les plus de 15 ans (qui atteint 20% chez les plus de 60 ans).

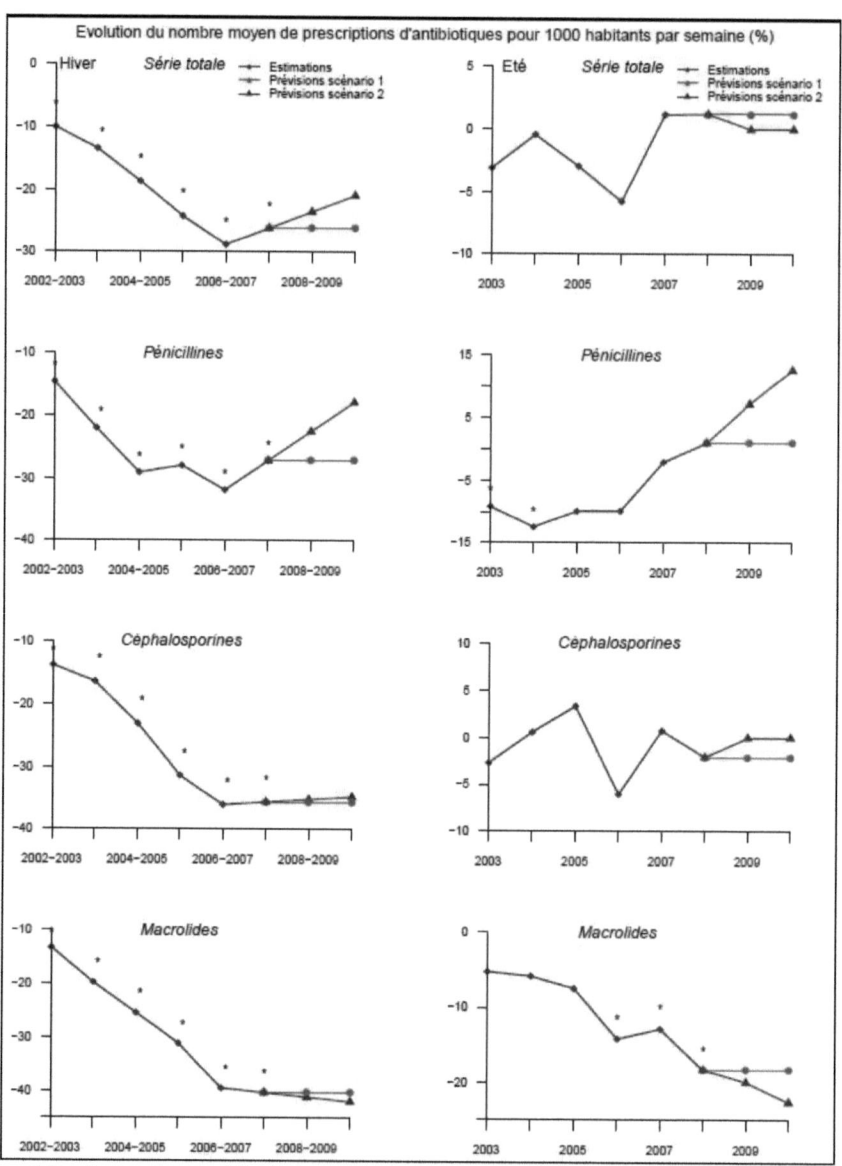

Figure 16 : Pourcentages d'évolution du niveau moyen de prescriptions d'antibiotiques, de pénicillines, de céphalosporines et de macrolides pour 1000 habitants par semaine pour les variables indicatrices h_i (à gauche) et e_i (à droite), et prévisions pour les années 2008 et 2009 avec une hypothèse "stationnaire" (en violet) et une hypothèse "évolutionnaire" (en marron) - * : $p < 0.05$ (test du paramètre par rapport à zéro).

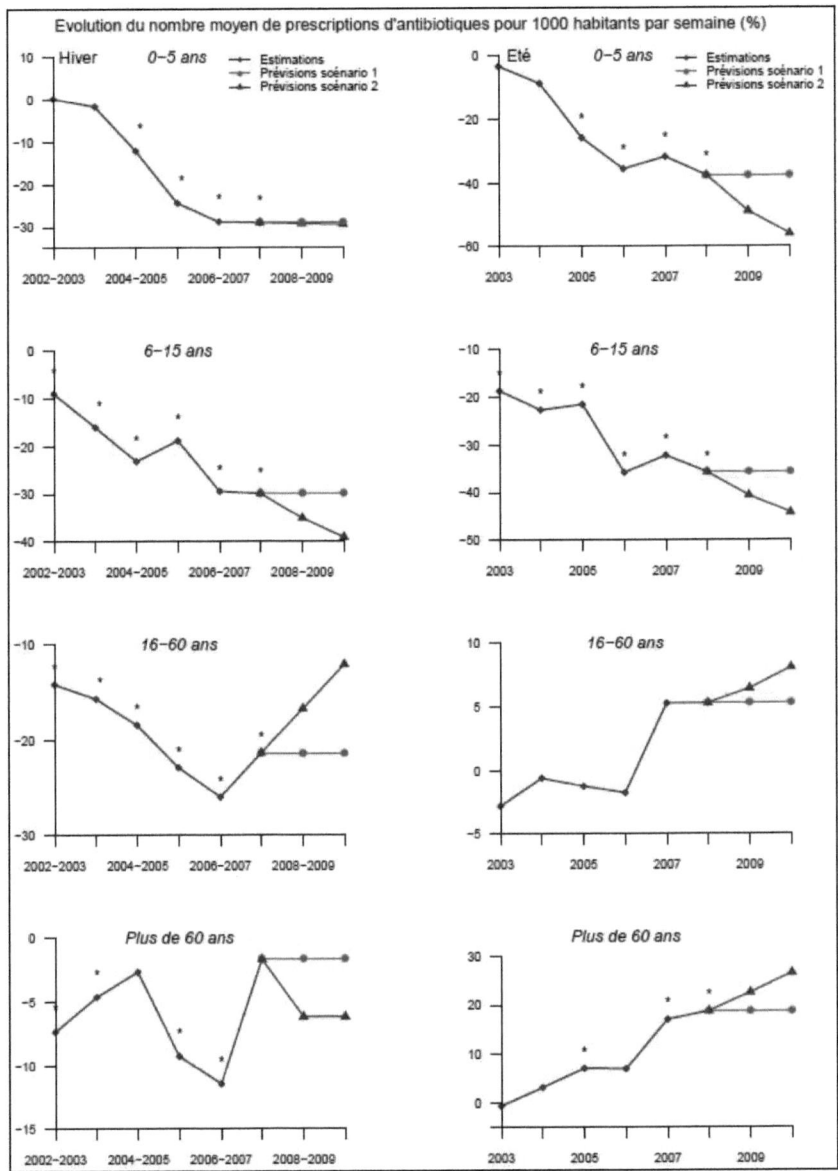

Figure 17 : Pourcentages d'évolution du niveau moyen de prescription d'antibiotiques pour les 0-5 ans, les 6-15 ans, les 16-60 ans et les plus de 60 ans pour les variables indicatrices h_i (à gauche) et e_i (à droite), et prévisions pour les années 2008 et 2009 avec une hypothèse "stationnaire" (en violet) et une hypothèse "évolutionnaire" (en marron) - * : $p < 0.05$ (test du paramètre par rapport à zéro).

Avec ces différentes estimations des futures évolutions des niveaux moyens, des prévisions de la consommation d'antibiotiques sont effectuées sur la période 2008-2010.

C. Prévisions et intervalles de confiance

Les résultats pour l'ensemble des séries sont présentés dans les Tableaux 5 et 6.

		Nombre attendu		IC	Nombre observé
		Scénario 1	Scénario 2		
Total	Période 1	105,1	103,7	[94,6 ; 114,2]	113,6
	Période 2	162,1	159,7	[147,9 ; 173,9]	158,6
	Période 3	427,1	446,2	[409,4 ; 463,8]	407,5*
	Période 4	526,0	551,7	[505,9 ; 571,8]	522,5
Pénicillines	Période 1	43,1	46,2	[39,0 ; 50,2]	49,0
	Période 2	70,1	75,4	[64,8 ; 80,7]	69,4
	Période 3	179,3	196,1	[171,4 ; 204,0]	177,7
	Période 4	219,0	240,7	[209,9 ; 249,8]	226,9
Céphalosporines	Période 1	20,3	20,8	[17,4 ; 23,7]	22,5
	Période 2	31,0	31,9	[27,3 ; 35,6]	28,1
	Période 3	101,2	102,4	[95,5 ; 108,0]	91,5*
	Période 4	123,9	125,3	[117,4 ; 131,8]	120,2
Macrolides	Période 1	19,4	19,0	[16,5 ; 22,0]	21,9
	Période 2	31,5	30,7	[27,5 ; 34,8]	29,7
	Période 3	94,0	92,2	[87,3 ; 98,9]	81,5*
	Période 4	113,4	111,0	[105,5 ; 118,9]	103,2*

Tableau 5 : Sommes des observations et des prédictions pour les deux *scenarii* pour la série complète et par classe thérapeutique, sur les périodes définies précédemment - * : à l'extérieur de l'IC.

L'influence des *scenarii* est faible à l'exception des périodes 3 et 4 pour la série totale et les pénicillines (Tableau 5). Sauf pour les pénicillines, on observe une sous-consommation par rapport à la valeur attendue pendant la période 3, c'est-à-dire pendant la période de circulation active du virus (entre les seuils épidémiques). Néanmoins, cette sous-consommation persiste uniquement pour les macrolides en période 4 (lorsque l'on intègre la fin de l'épidémie).

Pour les classes d'âge, l'influence des *scenarii* est un peu plus importante surtout pour les périodes 1 et 2 chez les 0-5 ans, et les périodes 3 et 4 chez les 6-15 ans et 16-60 ans (Tableau 6). Comme précédemment, on observe une sous-consommation en période 3 pour les 0-5 ans, que l'on ne retrouve pas en période 4. Chez les 16-60 ans, on note une surconsommation par rapport au nombre attendu en période 1, période de médiatisation intense avec peu de cas en France.

		Nombre attendu		IC	Nombre observé
		Scénario 1	Scénario 2		
0-5 ans	Période 1	221,6	191,3	[163,7 ; 249,1]	209,8
	Période 2	260,1	208,2	[172,6 ; 295,7]	258,1
	Période 3	1037,4	1016,2	[968,3 ; 1085,3]	921,6*
	Période 4	1212,1	1189,6	[1135,5 ; 1266,2]	1188,5
6-15 ans	Période 1	87,7	82,2	[68,9 ; 101,0]	91,3
	Période 2	129,1	119,7	[102,4 ; 146,4]	131,1
	Période 3	386,7	346,8	[323,9 ; 409,6]	368,9
	Période 4	489,6	437,5	[411,7 ; 515,3]	474,2
16-60 ans	Période 1	90,8	92,0	[83,4 ; 99,3]	103,7*
	Période 2	152,2	154,3	[142,6 ; 163,9]	149,5
	Période 3	364,4	394,5	[350,1 ; 408,8]	365,9
	Période 4	458,0	497,9	[441,8 ; 514,1]	465,3
Plus de 60 ans	Période 1	109,6	113,2	[102,2 ; 120,5]	120,3
	Période 2	172,4	178,6	[162,8 ; 188,2]	164,9
	Période 3	383,2	372,4	[358,3 ; 397,3]	366,7
	Période 4	479,4	464,3	[448,4 ; 495,3]	478,0

Tableau 6 : Sommes des observations et des prédictions pour les deux *scenarii* par classe d'âge, sur les périodes définies précédemment - * : à l'extérieur de l'IC.

IV. Discussion

L'objectif de ce travail était tout d'abord de quantifier la médiatisation associée à la grippe $A(H_1N_1)$ et d'étudier un éventuel effet de cette médiatisation sur la consommation d'antibiotiques en France. L'existence d'une très forte médiatisation associée à cette grippe ne faisait intuitivement aucun doute. Cependant, la quantification et la comparaison avec d'autres grippes (saisonnière et H_5N_1) apporte un éclairage intéressant sur la quantité de messages auxquels ont été confrontés les Français pendant ces différentes périodes. On observe par exemple qu'il existe une très faible médiatisation associée à la grippe saisonnière. Celle-ci est aujourd'hui banalisée dans notre société, malgré le nombre de cas constaté chaque année et le poids de ces infections sur le système de santé (entre 2 et 8 millions de Français sont concernés chaque année, provoquant entre 1500 et 2000 décès, essentiellement chez les plus de 65 ans) (19). En comparaison, des grippes "exceptionnelles", comme la grippe aviaire H_5N_1 et la grippe pandémique $A(H_1N_1)$, sont nettement plus médiatisées, du fait de leur caractère émergent, de leur expansion géographique et de l'incertitude sur les effets pathogènes de ces grippes. L'exhaustivité est bien entendu très compliquée à atteindre dans ce genre de travail en raison de la multiplicité des moyens de communication et des acteurs impliqués. Nous avons ainsi choisi de nous limiter à quelques indicateurs nous paraissant pertinents.

Dans les messages des campagnes visant à une meilleure utilisation des antibiotiques, c'est le lien entre infection virale et usage des antibiotiques qui a principalement été ciblé. Ce lien a par le passé été étudié dans un contexte de grippe saisonnière, peu médiatisée et banalisée, et non dans le cas d'une grippe pandémique très médiatisée et aux effets sur la santé incertains. Dans ce contexte, le comportement en terme de consommation d'antibiotiques était tout à fait inconnu. D'après nos résultats, il n'y a pas eu de surconsommation massive d'antibiotiques pendant cette période, que ce soit au moment où les cas étaient majoritairement à l'étranger avec une forte médiatisation (période 1) ou au moment où le virus circulait activement en France (périodes 3 et 4).

Les données analysées proviennent de deux sources différentes. Pour la consommation d'antibiotiques, le recueil effectué dans le cadre des remboursements des médicaments par la CNAMTS et le RSI est stable au cours du temps, et s'agissant de remboursements de prescriptions, il y a peu de raisons de penser que ce recueil ait été modifié au moment de la pandémie grippale. L'exhaustivité de ces deux caisses étant de l'ordre de 85% de la population française métropolitaine, les chiffres d'incidence doivent donc être considérés relativement, et non de manière absolue.

Les données concernant la grippe doivent être considérées avec précaution. Le réseau Sentinelles fonctionne depuis plus de 20 ans, et la surveillance des syndromes grippaux a été un des premiers indicateurs surveillés par ce réseau, donc la définition des cas est aujourd'hui bien acceptée et le recueil peut être considéré comme stable. Cependant, on peut envisager plusieurs limites à l'utilisation de ces données comme proxy de l'incidence de la grippe. Il existe tout d'abord une limite intrinsèque à la définition de cas. Le syndrome grippal est un ensemble de symptômes, qui peut être provoqué par les virus de la grippe mais également par de nombreux autres virus respiratoires, comme par exemple le virus respiratoire syncytial, les rhinovirus, les adénovirus ou les coronavirus. Le réseau Sentinelles estime à environ 80% la part attribuable de ces affections à la grippe (20), mais ce pourcentage est variable selon les années et en fonction des périodes auxquelles les différents virus circulent, il peut y avoir une surestimation de l'incidence de la grippe à certains moments. Pour l'année 2009-2010 (année de la grippe pandémique), la non-concordance temporelle inhabituelle entre les données du Groupe Régional d'Observation de la Grippe (GROG), dont la surveillance est basée sur l'analyse virologique d'échantillons, et les données du réseau Sentinelles appelle à une certaine prudence (d'après le GROG, le seuil épidémique a été franchi en semaine 47, soit 11 semaines après le franchissement déclaré par le réseau Sentinelles (21)). Il semblerait qu'entre les semaines 36 et 47, le pic épidémique ait été franchi non pas en raison de la grippe pandémique mais à cause du rhinovirus (22,23). L'épidémie de grippe A(H$_1$N$_1$) aurait véritablement commencé en France mi-octobre (semaines 43-44) (24,25,26). Entre les semaines 36 et 43 de l'année 2009, l'incidence des syndromes grippaux pourrait donc surestimer l'incidence réelle de la grippe A(H$_1$N$_1$). D'autres limites peuvent également être envisagées dans un contexte de pandémie grippale. Tout d'abord, il peut exister un biais de recours aux soins. Certaines études semblent montrer une augmentation du taux de consultation lors de la circulation du virus grippal A(H$_1$N$_1$) en raison des messages alarmistes diffusés dans les médias et l'incertitude sur la virulence et les facteurs de risque associés à cette grippe (20,27,28,29). Une augmentation de ce taux de consultation aurait pour conséquence une augmentation du nombre de cas de syndromes grippaux déclarés par le réseau. De plus, on ne peut pas exclure une augmentation du taux de déclaration des médecins du réseau. L'activité de déclaration des médecins n'a *a priori* pas de raisons d'être modifiée de manière radicale d'une année sur l'autre lorsque c'est un virus grippal "classique" qui circule. Lors d'une pandémie, il est possible que les médecins soient plus sensibilisés à la déclaration et participent plus activement. Les bilans annuels du réseau Sentinelles indiquent un pic d'activité des médecins du réseau ayant participé activement au cours de l'année 2009 (378 médecins en 2008 / 452 en 2009 (soit une augmentation de 19,3%) / 372 en 2010) (30). Un autre biais provient de l'exclusion par le réseau des cas de grippe avec fièvre inférieure à 39°C. Or, il a été estimé qu'environ 50% des cas de grippe A(H$_1$N$_1$) présentent une fièvre inférieure à 39°C (31). Ceci peut provoquer une sous-estimation de l'incidence de la grippe dans le cas de la grippe A(H$_1$N$_1$). Malgré ces limites, l'estimation de l'incidence des syndromes grippaux faite par le réseau Sentinelles est un indicateur important, que nous ne pouvions pas ne pas prendre en compte dans notre modèle. De plus, par rapport aux données du GROG, c'est un indicateur continu, ce qui est plus adapté pour ajuster.

L'ajustement du modèle pour les séries par classe d'âge a été fait avec l'incidence globale, faute d'avoir des données par classe d'âge. Cet ajustement n'est pas optimal, puisque l'hypothèse sous-jacente est que l'incidence de la grippe est identique pour tous les âges, ce qui semble peu réaliste. Cependant, nous avons considéré qu'il était préférable de faire cet ajustement, plutôt que de ne pas prendre en compte l'incidence de la grippe dans nos modèles par classe d'âge. Une pondération par classe d'âge basée sur des données antérieures aurait été particulièrement hasardeuse pour la grippe $A(H_1N_1)$, le profil épidémiologique des personnes atteintes par ce virus étant très différent de celui des personnes atteintes par la grippe saisonnière.

Les modèles ARMAX avec interventions sont des modèles bien adaptés aux séries temporelles. Les données journalières dont nous disposions permettent de construire des séries hebdomadaires sur plus de 10 ans. Très peu de pays disposent de données sur la consommation nationale d'antibiotiques sur une aussi longue période. Ainsi, une analyse très fine a pu être menée. Les différents modèles ont été mis au point indépendamment les uns des autres, en repartant à chaque fois "à zéro". Le fait que la structure sous-jacente qui génère la série (modèle ARMA) soit très similaire pour chacune des séries nous permet d'avoir une certaine assurance quant à la validité des modèles identifiés. La principale limite de ce travail tient à l'incertitude des *scenarii* sur le futur impact des campagnes. Si la tendance décroissante avait continué comme entre 2002 et 2007, l'incertitude aurait été plus faible puisque les hypothèses n'auraient porté que sur l'intensité de la baisse et pas sur l'évolution de la tendance. Ici, les tendances constatées varient énormément en fonction des séries étudiées et en fonction des saisons (hiver/été). Pour prédire les évolutions futures, nous avons essayé d'être le plus fidèle possible à la tendance observée depuis 2002. Nous nous sommes placés dans un cadre plutôt en défaveur d'un effet de la grippe $A(H_1N_1)$, avec deux *scenarii* "extrêmes" pour chaque série, et un intervalle de confiance construit à partir des deux bornes extrêmes pour limiter des résultats significatifs "à tort".

Les résultats significatifs concernent majoritairement les périodes pendant lesquelles le virus a circulé activement en France (périodes 3 et 4). On observe pour la série totale, les céphalosporines et les 0-5 ans, une sous-consommation par rapport à la consommation attendue, qui s'annule lorsque la période intègre la fin de l'épidémie (période 4). Ce résultat est cohérent avec le profil de consommation d'antibiotiques pendant l'année 2009-2010. En effet, contrairement aux années précédentes, on observe une absence de "pic" de consommation au moment du pic d'incidence de la grippe. Ce profil est tout à fait original et n'est constaté sur aucune autre année précédente. Cette absence de "pic" peut donc expliquer la sous-consommation constatée par rapport à la consommation prédite. Avant et après cette période, la consommation semble similaire, voire plus importante que les années précédentes (comparable à l'année 2004), ce qui est en accord avec des résultats non significatifs en période 2 et 4. Cette absence de "pic" ne peut pas être expliquée par une vaccination plus importante de la population puisque la vaccination pendant la grippe pandémique a été effectuée sur environ 8% de la population générale *vs* environ 25% pour la grippe saisonnière (32,33). Le profil des personnes vaccinées n'est pas le même pour ces deux grippes, avec plus de personnes jeunes vaccinées contre la grippe pandémique et plus de personnes âgées vaccinées contre la grippe saisonnière, mais il est peu probable que ceci ait eu l'impact observé sur la consommation d'antibiotiques. La sous-consommation estimée pourrait être liée à une surestimation de l'incidence de la grippe par le réseau Sentinelles. Cependant, il est difficile de savoir si les limites présentées précédemment ont provoqué une surestimation ou une sous-estimation pendant l'épidémie de 2009. On notera que le profil de consommation d'antibiotiques est similaire aux profils observés lorsque l'incidence des syndromes grippaux est faible (hivers 2003 et 2006). Il paraît également probable qu'il y ait eu une surestimation de l'incidence au début de l'épidémie, pendant les mois de septembre et octobre 2009. De plus, la seule limite pouvant induire un biais dans le sens d'une sous-estimation est celle concernant l'exclusion des cas de grippe avec fièvre inférieure à 39°C. Cette sous-estimation concerne donc des cas avec des symptômes modérés peu susceptibles de consommer des antibiotiques. Dans notre modèle, la prise en compte de la grippe se fait de manière additive avec un coefficient positif donc plus l'incidence de la grippe est forte, plus la consommation prédite est grande. Par conséquent, si l'incidence réelle est plus faible que l'incidence utilisée, la consommation prédite sera surestimée. Avec des incidences plus faibles, les consommations prédites auraient été plus petites, et la sous-consommation significative observée n'aurait probablement pas existé. Enfin, une dernière hypothèse peut être liée à la période pendant laquelle cette grippe $A(H_1N_1)$ a circulé. Habituellement, la grippe circule pendant une période où de nombreux autres virus circulent, ce qui provoque une saturation des services de santé, que ce soit en ville ou à l'hôpital. Pour gérer cet afflux massif de personnes, les médecins généralistes doivent raccourcir le temps consacré à chaque patient. Classiquement, la baisse du temps consacré à chaque patient engendre une prescription importante d'antibiotiques pour des syndromes grippaux, en raison d'une incertitude diagnostique, d'un manque de temps pour éduquer le patient ou encore d'une pression exercée par les patients (34,35,36). C'est probablement ce qui explique chaque année le "pic" de prescriptions d'antibiotiques observé au moment du pic d'incidence de la grippe. En 2009, la grippe $A(H_1N_1)$ a circulé beaucoup plus tôt que les années précédentes. Même en considérant les données du GROG, le seuil épidémique a été franchi en octobre, ce qui est particulièrement tôt par rapport aux grippes saisonnières. L'incidence des syndromes grippaux est passée sous le seuil épidémique début janvier, période correspondant classiquement au début des épidémies de grippe saisonnière. Ainsi, il est possible que les cabinets des médecins généralistes aient été moins pris d'assaut que lors des grippes saisonnières, évitant ainsi un pic de consommation d'antibiotiques. Cette hypothèse pourrait être vérifiée, puisqu'il est possible de disposer du nombre de consultations par semaine à partir des données recueillies par la CNAMTS et le RSI. Il serait donc intéressant de comparer ce nombre de consultations en fonction des périodes et des années, pour voir si cette hypothèse peut expliquer l'absence de pic de consommation en 2009.

Le seul cas où le résultat est significatif en période 3 et reste significatif en période 4 concerne les macrolides. On peut donc affirmer avec une certaine assurance qu'il n'y a pas eu de surconsommation des macrolides pendant la grippe $A(H_1N_1)$. Les macrolides correspondent à la classe thérapeutique pour laquelle la diminution a été la plus importante depuis 2002, été comme hiver. Ils continuent visiblement à être de moins en moins utilisés en France. Ces résultats sont cohérents avec des résultats obtenus dans d'autres pays. En Suède, par exemple, la consommation de macrolides a diminué de 65% entre 1995 et 2004, ce qui a été la diminution la plus marquée de toutes les classes thérapeutiques étudiées (37).

Enfin, les 16-60 ans présentent une surconsommation par rapport à la consommation attendue lorsqu'il y a eu une très forte médiatisation, mais avec seulement quelques cas isolés en France (période 1). Il n'est pas exclu que cette classe d'âge constitue la classe d'âge la plus réceptive à la médiatisation concernant ce nouveau virus, puisqu'elle correspond à celle où des décès sans facteur de risque particulier ont été observés, phénomène inexistant lors des grippes saisonnières. Ils constituent également la deuxième classe d'âge la plus consommatrice d'antibiotiques, après les moins de 5 ans. Il est possible que la médiatisation ait provoqué une augmentation du recours aux soins et de la prescription d'antibiotiques durant cette période, malgré la faible circulation de virus respiratoires. L'absence de surconsommation pendant les autres périodes appelle cependant à une certaine prudence.

V.   Conclusion

La modélisation par des modèles ARMAX avec interventions de la consommation d'antibiotiques en France a permis de montrer l'absence de surconsommation d'antibiotiques lors de la pandémie grippale. Malgré un contexte particulier de circulation d'un nouveau virus associée à une médiatisation très importante, les médecins de ville semblent ne pas avoir massivement prescrit d'antibiotiques à titre préventif, voire avoir moins prescrit que les années précédentes. Un décalage temporel par rapport aux autres infections hivernales peut expliquer l'absence de "pic" de prescription. Une analyse plus poussée des déterminants de la prescription (et de la non-prescription) d'antibiotiques pendant cet hiver 2009 permettrait éventuellement d'adapter les actions visant à réduire la consommation d'antibiotiques.

Bibliographie

1. French GL. The continuing crisis in antibiotic resistance. Int. J. Antimicrob. Agents 2010;36 Suppl 3:S3-7.

2. Goossens H, Ferech M, Vander Stichele R, Elseviers M. Outpatient antibiotic use in Europe and association with resistance: a cross-national database study. Lancet 2005;365(9459):579-587.

3. Van de Sande-Bruinsma N, Grundmann H, Verloo D, Tiemersma E, Monen J, Goossens H, Ferech M. Antimicrobial drug use and resistance in Europe. Emerging Infect. Dis 2008;14(11):1722-1730.

4. ECDC, EMEA. The bacterial challenge : time to react. 2009.

5. Spellberg B, Powers JH, Brass EP, Miller LG, Edwards JE Jr. Trends in antimicrobial drug development: implications for the future. Clin. Infect. Dis 2004;38(9):1279-1286.

6. Boucher HW, Talbot GH, Bradley JS, Edwards JE, Gilbert D, Rice LB, Scheld M, Spellberg B, Bartlett J. Bad bugs, no drugs: no ESKAPE! An update from the Infectious Diseases Society of America. Clin. Infect. Dis 2009;48(1):1-12.

7. Norrby SR, Nord CE, Finch R. Lack of development of new antimicrobial drugs: a potential serious threat to public health. Lancet Infect Dis 2005;5(2):115-119.

8. Low D. Reducing antibiotic use in influenza: challenges and rewards. Clin. Microbiol. Infect 2008;14(4):298-306.

9. Sommet A, Sermet C, Boëlle PY, Tafflet M, Bernède C, Guillemot D. No significant decrease in antibiotic use from 1992 to 2000, in the French community. J. Antimicrob. Chemother 2004;54(2):524-528.

10. Sabuncu E, David J, Bernède-Bauduin C, Pépin S, Leroy M, Boëlle P-Y, Watier L, Guillemot D. Significant reduction of antibiotic use in the community after a nationwide campaign in France, 2002-2007. PLoS Med 2009;6(6):e1000084.

11. Haut Conseil de la Santé Publique. Evaluation du Plan national pour préserver l'efficacité des antibiotiques 2007-2010. 2010.

12. OMS | Syndrome de type grippal aux États-Unis et au Mexique. Available from: http://www.who.int/csr/don/2009_04_24/fr/index.html

13. Institut national de Veille Sanitaire. Bulletin Epidemiologique Grippe. 2010.

14. Box GEP, Jenkins GM. Time series analysis : forecasting and control. Holden day. 1976.

15. Helfenstein U. Box-Jenkins modelling in medical research. Stat Methods Med Res 1996;5(1):3-22.

16. Lapointe C. Séries chronologiques en santé publique, Initiation à la modélisation ARIMA. 1998.

17. Box GEP, Tiao GC. Intervention analysis with applications to economic and environmental problems. Journal of the American Statistical Association. 1975.

18. Chahwakilian P, Huttner B, Schlemmer B, Harbarth S. Impact of the French campaign to reduce inappropriate ambulatory antibiotic use on the prescription and consultation rates for respiratory tract infections. J. Antimicrob. Chemother 2011;66(12):2872-2879.

19. Institut Pasteur. Les virus de la grippe. 2009 ; Available from: http://www.pasteur.fr/ip/easysite/pasteur/fr/presse/fiches-sur-les-maladies-infectieuses/grippe

20. Bilan annuel du réseau Sentinelles Janvier-Décembre 2009.

21. GROG. Semaines de franchissement du seuil épidémique défini par le réseau des GROG de 1992 à 2010. 2010.

22. GROG. Bulletin Hebdomadaire Semaine n°2009/40 (28/09/2009-04/10/2009).

23. Casalegno JS, Ottmann M, Duchamp MB, Escuret V, Billaud G, Frobert E, Morfin F, Lina B. Rhinoviruses delayed the circulation of the pandemic influenza A (H1N1) 2009 virus in France. Clin. Microbiol. Infect 2010;16(4):326-329.

24. GROG. Bulletin Hebdomadaire Semaine n°2009/43 (19/10/2009-25/10/2009).

25. GROG. Bulletin Hebdomadaire Semaine n°2009/44 (26/10/2009-01/11/2009).

26. Nougairede A, Ninove L, Zandotti C, Thiberville S-D, Gazin C, La Scola B, Charrel RN, de Lamballerie X. Interim report on the A/H1N1 influenza virus pandemic in Marseille, France, April-November 2009. Clin. Microbiol. Infect 2010;16(4):322-325.

27. GROG. Bulletin Hebdomadaire Semaine n°2009/38 (14/09/2009-20/09/2009).

28. Coindard G, Arnould P, Duhot D, Ourabah R, Raineri F. Etat fébrile : la médiatisation de la grippe A(H1N 1) v a-t-elle généré une surconsommation médicale en médecine générale ? La revue du praticien 2010;60.

29. Keramarou M, Cottrell S, Evans MR, Moore C, Stiff RE, Elliott C, Thomas DR, Lyons M, Salmon RL. Two waves of pandemic influenza A(H1N1) 2009 in Wales-- the possible impact of media coverage on consultation rates, April-December 2009. Euro Surveill 2011;16(3). Available from: http://www.ncbi.nlm.nih.gov/pubmed/21262184

30. Bilan annuel du réseau Sentinelles Janvier-Décembre 2010.

31. Vaux S, Pelat C, Cohen J-M, Le Strat, Yann, Mosnier A, Turbelin C, Bonmarin I, Blanchon T, Daviaud I, Valette M, Enouf V, Lévy-Bruhl D, Saura C. Estimations de l'incidence des consultations liées à la grippe A(H1N1)2009 en médecine de ville en France métropolitaine : méthodes, avantages et limites. BEH Web n°3 2009.

32. Institut de veille sanitaire [Internet]. Available from : http://www.invs.sante.fr/surveillance/grippe_dossier/default.htm

33. Cour des comptes. La campagne de lutte contre la grippe A(H1N1) : bilan et enseignements. 2011.

34. Ciofi degli Atti ML, Massari M, Bella A, Boccia D, Filia A, Salmaso S. Clinical, social and relational determinants of paediatric ambulatory drug prescriptions due to respiratory tract infections in Italy. Eur. J. Clin. Pharmacol 2006;62(12):1055-1064.

35. Faure H, Mahy S, Soudry A, Duong M, Chavanet P, Piroth L. Factors influencing the prescription or non-prescription of antibiotics by general practitioners. Med Mal Infect 2009;39(9):714-721.

36. Hulscher MEJL, van der Meer JWM, Grol RPTM. Antibiotic use: how to improve it? Int. J. Med. Microbiol 2010;300(6):351-356.

37. Mölstad S, Erntell M, Hanberger H, Melander E, Norman C, Skoog G, Lundborg CS, Söderström A, Torell E, Cars O. Sustained reduction of antibiotic use and low bacterial resistance: 10-year follow-up of the Swedish Strama programme. Lancet Infect. Dis 2008;8(2):125-132.

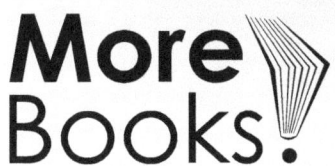
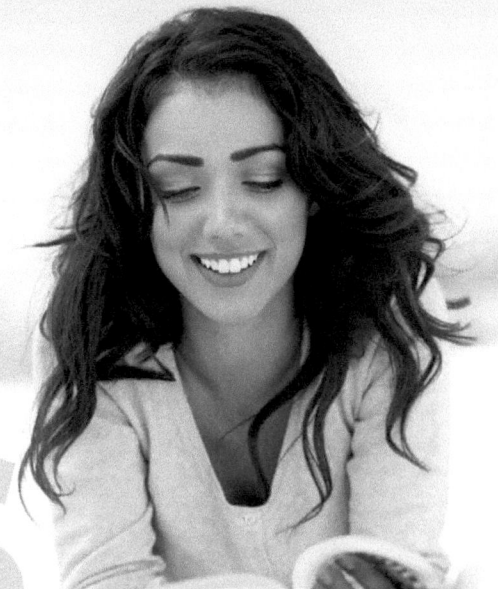
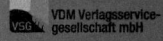

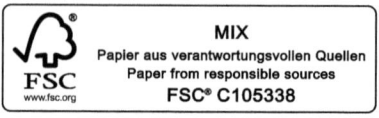